힐 유어 바디

HEAL YOUR BODY
by Louise L. Hay

Copyright ⓒ 1982, 1984, Expanded Edition 1988 by Louise L. Hay
Original English language publication 1982 by Hay House, California, USA.
All rights reserved

Korean translation copyright ⓒ 2011 by Sri Krishnadass Ashram

Korean translation rights arranged with InterLicense, Ltd. through EYA(Eric Yang Agency)

이 책의 한국어판 저작권은 EYA(Eric Yang Agency)를 통한 InterLicense, Ltd. 사와의 독점 계약으로 한국어 판권을 '슈리 크리슈나다스 아쉬람'이 소유합니다.
저작권법에 의하여 한국 내에서 보호를 받는 저작물이므로 무단 전재와 복제를 금합니다.

힐 유어 바디

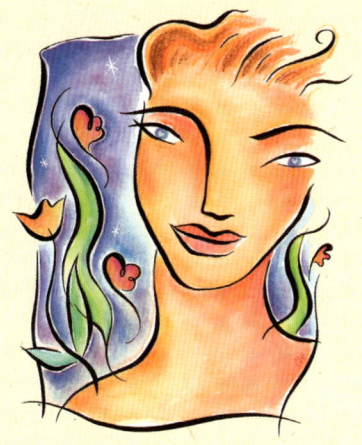

신체적 질환에 대한 마음의 원인과 그것을 극복하는 방법

지은이 루이스 L. 헤이 | 옮긴이 김문희

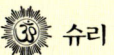 슈리 크리슈나다스 아쉬람

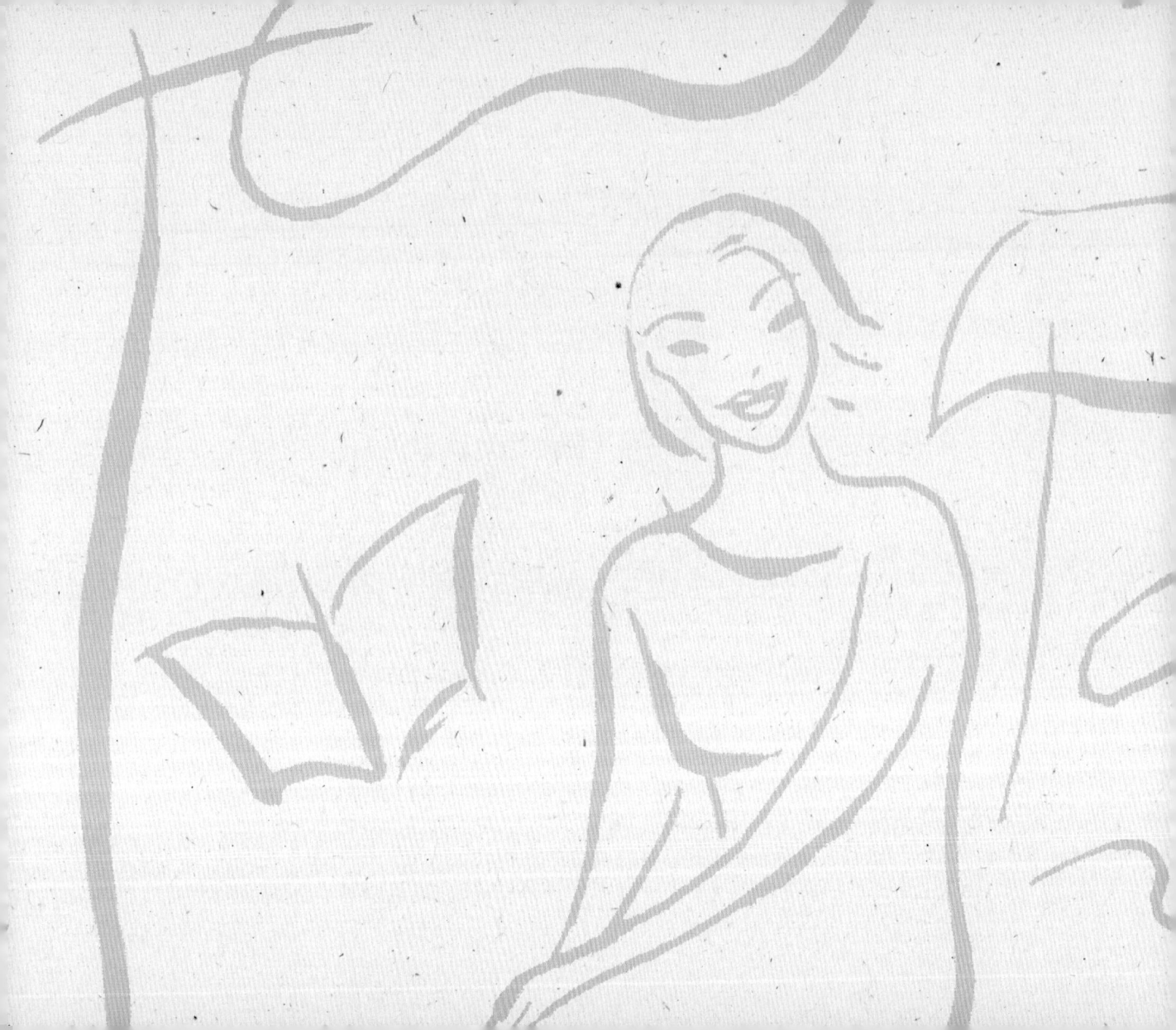

차례

헌사	...7
감사의 말	...8
머리말	...9
서문	...11
힘의 기준점은 현재의 순간에 있다	...14
우리의 경험을 구성하는 정신적인 생각의 패턴	...17
오래된 경향성을 바꾸기	...19
ㄱ-ㅎ 목록	...21
특별부록	...119

부록

부연설명	...129
신체적 이상이 있을 때 이 책을 사용하는 방법	...132
사랑의 치유	...134
에필로그	...136
루이스 L. 헤이에 대하여	...139

헌사

나는 오랫동안 다음 말들을 믿어 왔다. "내가 알 필요가 있는 모든 것은 나에게 드러난다." "내게 필요한 모든 것은 나에게로 온다." "나의 삶에서 모든 것은 다 좋다." 이것은 새로운 지식이 전혀 아니다. 모든 것이 아주 오래되고 무한한 것이다. 치유의 지름길에 도움이 되기 위해 이러한 지혜와 지식을 모으는 것은 나의 기쁨이자 즐거움이다. 나는 내가 알고 있는 모든 것들을 나에게 가르쳐 준 당신들에게 이 글을 바친다. 나의 많은 고객들, 함께 연구 활동한 친구들, 나의 스승님들, 그리고 다른 사람들이 듣고 싶은 것들과 나를 연결시켜 주는 신성하고 무한한 지성에게 바친다.

감사의 말

나는 예일대학교의 의과대학 부교수이신 Robert Lang, M.D.와, 나와 함께 그들의 생각들과 지혜를 나눈 Pete Grim, D.C.와 René Espy, D.C.에게 감사하고 싶다.

머리말

내가 『힐 유어 바디(Heal Your Body)』를 처음 썼을 때, 지금처럼 네 번째 개정판과 확장판을 쓰게 되리라고는 전혀 알지 못하였다. 수많은 사람들에게 사랑스럽게 불리는 이 '작은 파란 책'은 많은 이들에게 꼭 필요한 책이 되었다. 나의 초기 예상보다 수백, 수천 권을 초과해 훨씬 많은 책을 팔았다. 『힐 유어 바디』라는 이 책은 수많은 문을 열도록 하였고, 도처에 나의 친구들을 만들어 주었다. 내가 여행을 하는 곳마다, 가방이나 주머니에 늘 들고 다녀 낡아 해어진 이 책을 보여 주는 많은 사람들을 만났다.

이 작은 책이 모든 이를 '치유하지는' 않는다. 이 책은 자신의 치유 과정에 도움이 되는 당신 내면의 능력을 일깨워 준다. 우리가 완전하고 건강하기 위해서는 몸, 마음, 영혼에 조화를 이루어야만 한다. 우리는 우리의 몸을 잘 보살펴야만 하며, 자신과 삶에 대해 긍정적인 태도를 가져야만 한다. 그리고 우리는 강한 영적 연결을 가지고 있어야만 한다. 이 세 가지가 조화를 이룰 때 우리는 삶을 즐기게 된다. 우리가 자신의 치유 과정에 참여하기를 선택하지 않는 한 어떤 의사도, 건강 전문가도 우리에게 그러한 삶을 줄 수 없다.

이번 개정판에서는 새롭게 추가된 부분을 발견할 수 있다. 더 많은 정보를 제공하기 위해 참조된 것이다. 나는 당신이 이전에 앓았던 모든 질병의 목록을 만들고 정신적 원인들을 찾아보기를 제안한다. 당신은 자신에 관한 많은 것들을 보여 주는 패턴들을 발견할 것이다. 몇 개의 확언들을 선택하여 몇 달 동안 그것을 해보라. 당신이 오랫동안 가지고 있었던 오래된 경향성들을 제거하는 데 도움이 될 것이다.

루이스 L. 헤이

캘리포니아 샌디에이고

서문

이번 새로운 개정판에서 나는 어째서 단순히 정신적인 패턴들을 바라는 것만으로 질병들이 치유될 수 있는지, 내가 알고 있는 그 이유 중 하나를 당신과 나누고 싶다.

몇 년 전에 나는 자궁경부암이라는 진단을 받았다. 나는 다섯 살 때 성폭행을 당하고 학대받은 경험이 있었기 때문에, 자궁 경부에 암이 생긴 것은 놀랄 만한 일도 아니었다. 몇 년간 치유에 관해 가르치고 있던 나에게 그 일은 스스로 실습할 기회이자, 다른 사람들에게 가르치는 것들을 증명할 수 있는 기회가 되었다.

암에 걸렸다고 전해 듣는 모든 사람들처럼 나도 큰 혼란을 겪었다. 그러나 나는 정신적인 치유가 효과적이라는 것을 알고 있었다. 암은 말 그대로 몸을 갉아먹을 때까지 오랜 시간 동안 품고 있던 깊은 분노의 경향성에서 온다는 것을 알고 있었기 때문에, 내가 해야 할 많은 정신적인 작업들이 있음을 알고 있었다. 암을 제거하는 수술을 하고도 암을 유발시킨 정신적인 경향성들을 제거하지 않는다면, 의사들은 잘라 낼 더 이상의 루이스가 없을 때까지 루이스를 계속 잘라 낼 것이다. 그러나 수술을 하고 암을 유발하는 정신적인 경향성들을 제거한다면 암은 재발하지 않을 것임을 나는 깨달았다. 암 혹은 다른 질병이 재발한다면, 나는 의사가 "암을 모두 잘라 내지" 않아서라고 생각하지 않는다. 환자들이 정신적으로 변화하지 못해서 그와 같은 질병이 재발되는 것이다. 암의 조건들을 만드는 정신적 경향성을 제거할 수 있다면, 나는 더 이상 의사가 필요치 않다는 것도 알게 되었다. 그래서 의사에게 시간적 여유를 달라고 하였다. 의사는 마지못해 석 달의 시간을 주었고, 동시에 이렇게 치료가 늦어짐으로 인하여 내가 위험에 처해 있다고 경고하였다.

곧바로 나는 오래된 분노의 경향성들을 제거하기 위해 나의 스승과 함께 작업하기 시작하였다. 그 당시에는 내가 깊은 분노를 품고 있는지를 인식하지 못하였다. 우리는 종종 우리 자신의 경향성들을 보지 못한다. 아주 많은 용서의 작업들이 차례대로 행해졌다. 내가 행한 또 다른 일은 좋은 식이요법사를 찾아가 완전히 몸의 독소를 제거하는 것이었다. 그리고 정신적이고 신체적인 정화를 하는 6개월 동안에 내가 이미 아는 것과 일치하는 의학적인 직업도 가질 수 있었다. 나의 몸에는 이제 더 이상 어떤 형태의 암도 없다. 나는 내가 어떻게 부정적인 것을 만들어 내는지에 관한 조언이 적힌 본래의 실험 보고서를 아직도 가지고 있다.

이제 고객이 나에게 오면, 그들의 상황이 아주 극단적이라고 할지라도, 나는 그들 자신이 기꺼이 내보내고 용서하려는 정신적인 작업을 하려고만 한다면, 거의 모든 것이 치유될 수 있음을 안다. 수많은 사람들을 두렵게 하는 '불치'라는 말은 특정한 상황들에 대해 '외부적인' 방법에 의해서는 치유될 수 없으며, 치유되기 위해서는 내적으로 치유가 행해져야 함을 의미한다. 그러한 상황들은 공(空)에서 왔으며, 공으로 돌아갈 것이다.

힘의 기준점은 현재의 순간에 있다

지금 여기와 지금 이 순간을 우리 자신의 마음속에 두어라. 우리가 얼마나 오랫동안 부정적인 경향성과 질병, 지극히 나쁜 관계, 재정적 결핍, 증오심을 가지고 있었는지는 중요하지 않다. 오늘 우리는 변화를 시작할 수 있다. 우리가 가지고 있던 생각과 우리가 반복하는 말들은 이 지점까지 우리의 삶과 경험을 창조하였다. 그것은 과거의 생각임에도 불구하고 우리는 이미 그것을 행하고 있다. 그러나 오늘 이 순간에, 우리가 생각하고 말하기로 한 선택은 내일과 그 다음 날, 다음 주를 창조하고 그 다음 달과 내년을 창조할 것이다. 힘의 기준점은 항상 현재의 순간에 있다. 바로 그곳에서 우리가 변화를 만들기 시작한다. 얼마나 자유로운 생각인가. 우리는 오래되고 쓸데없는 생각들을 보내 버리는 일을 시작할 수 있다. 가장 작은 시작이 차이를 만들 것이다.

당신이 작은 아기였을 때, 당신은 순수하게 기뻐하고 사랑하였다. 당신은 자신이 얼마나 중요한지를 알고, 당신이 우주의 중심임을 느꼈다. 당신은 그러한 용기를 가졌으며, 당신이 원하는 것을 요청하고, 숨김없이 당신의 모든 느낌들을 표현하였다. 당신은 자신의 배변을 포함해 완전히 자신과 몸의 모든 부분을 사랑하였다. 당신은 자신이 완전하다는 것을 알았다. 그리고 그것이 바로 당신 존재의 진리이다. 나머지 모든 것은 무의미하게 배운 것이며 혹은 배우지 않은 것이다.

우리는 "그게 바로 나야." 혹은 "인생이 다 그런 거지."라고 얼마나 자주 말하는가? 우리가 정말로 말하려는 바는 우리는 "우리에게 진실된 것만을 믿는다는 것"이다. 대개 우리가 믿는 것은 자신의 믿음 체계 속에 받아들이고 통합한 오직 다른 사람의 의견이다. 그것은 우리가 믿는 다른 사항들과 들어맞는다. 우리가 아이들처럼 세상은 무서운 곳이라고 교육을 받는다면, 우리는 그 믿음에 적합한 것만을 듣게 된다. 우리는 그것을 사실로서 받아들일 것이다. 예를 들어 "타인들을 믿지 마라." "밤에 나가지 마라." "사람들은 당신을 속일 것이다." 등과 같은 것을 받아들일 것이다. 다른 한편으로 세상은 안전하고 즐거운 곳이라고 일찍이 삶에서 가르침을 받는다면, 우리는 다른 사항들을 믿을 것이다. 즉 "사랑은 모든 곳에 있다." "사람들은 모두 친절하다." "돈은 나에게 쉽게 올 것이다."와 같은 사실을 믿게 된다. 삶의 경험은 우리의 믿음을 반영한다.

우리는 좀처럼 앉아 있지 못하고, 우리의 믿음을 의심한다. 가령 나는 자신에게 "왜 내가 배우기에 어려운 사실들을 믿어야 하는가? 그것은 정말로 진실인가? 그것은 지금 나에게 진실이 되는가? 그러한 믿음은 어디에서 왔는가? 일 학년 때의 선생님이 나에게 반복하여 말했기 때문에 나는 여전히 그것을 믿고 있는가? 내가 그러한 믿음을 버린다면 나는 더 좋아질까?"라고 물을 수도 있다.

잠시 동안 멈추어 당신의 생각을 보라. 지금 당신은 무슨 생각을 하는가? 생각이 당신의 삶과 경험의 형태를 취한다면, 당신은 이 생각이 당신에게 진실이 되기를 원하는가? 그것이 만약 걱정, 분노, 상처, 복수에 관한 생각이라면, 그 생각이 어떻게 당신에게 다시 되돌아오리라고 생각할 수 있겠는가? 우리가 즐거운 삶을 원한다면, 우리는 즐거운 생각을 해야만 한다. 우리가 마음과 말로 내보내는 모든 것은 형상을 취해 우리에게 되돌아올 것이다.

당신이 말하는 것에 귀 기울이는 시간을 조금 가져 보라. 당신 자신이 세 번 정도 말하는 것이 무엇인지 들어 보고, 그것을 적어 보라. 이것이 바로 당신에게 패턴이 된 것이다. 한 주의 마지막에, 당신의 목록을 보아라. 그러하면 당신은 자신의 말들이 당신의 경험과 어떻게 들어맞는지를 볼 것이다. 기꺼이 당신의 말들과 생각을 변화시키도록 하고, 당신의 삶이 변화되는 것을 보아라. 당신의 삶을 조절하는 길은 바로 말과 생각에 관한 당신의 선택을 조절하는 것이다. 어느 누구도 아닌 오직 당신만이 당신의 마음속에서 생각한다.

우리의 경험을 구성하는 정신적인 생각의 패턴

우리의 삶에서 행복과 질병은 모두 다 우리의 경험을 구성하는 정신적인 생각 패턴의 결과이다. 우리는 좋거나 긍정적인 경험을 하게 하는 많은 생각 패턴들을 가지고 있으며 이러한 것을 즐긴다. 우리가 염려하는 불편하고도 보상받지 못한 경험들을 하게 하는 것은 바로 부정적인 생각 패턴들이다. 삶 속에서 질병을 완전한 건강으로 변화시키고자 하는 것은 우리의 소망이다.

 우리 삶 속의 수많은 결과들을 보면, 그 결과에 앞서 일어나 그것을 유지하게 하는 생각의 패턴이 있음을 배웠다. 우리의 지속적인 생각 패턴은 우리의 경험을 일어나게 한다. 그러므로 우리의 생각 패턴들을 변화시킴으로 우리의 경험을 변화시킬 수 있다.

 내가 처음으로 형이상학적인 인과관계라는 말을 발견하였을 때, 얼마나 기뻐했던가! 이것은 경험들을 창조하는 말과 생각들에 내재된 힘을 설명하는 것이다. 이러한 새로운 자각들은 생각과 몸과 물질적 문제들의 다른 부분들 사이의 연관성에 관한 이해를 가져왔다. 나는 인식하지 못한 채로 자신에게 어떻게 질병을 일으키고 있는지를 배웠으며, 이것은 내 인생에 큰 영향을 미쳤다. 나의 삶과 나의 몸에 잘못을 저질렀던 타인들과 인생을 탓하는 것을 멈출 수 있었다. 지금은 나 자신의 건강에 완전한 책임감을 느끼고 있다. 나 자신을 비난하지도 않고, 죄책감도 없이, 나는 미래의 질병을 유발시키는 생각의 패턴들을 피하는 방법들을 보기 시작하였다.

예를 들어, 내가 왜 반복적으로 경직된 목에 관한 질환을 가지고 있었는지 이해할 수 없었다. 그 후에 목이 문제의 다른 측면을 기꺼이 보려는 유연성과 연관성이 있음을 발견하였다. 나는 아주 융통성이 부족한 사람이었다. 아따금 나는 두려움 때문에 문제의 다른 측면에 대해 듣는 것을 거부하였다. 다른 관점들을 보기 위해서 나의 사고를 유연하게 하고 애정 어린 이해심으로 바라보려 할 때, 나의 목은 더 이상 나를 괴롭히지 않았다. 이제 나는 목이 조금이라도 경직되면, 나의 생각이 경직되고 완고한지를 바라본다.

오래된 경향성을 바꾸기

어떤 질환을 영원히 제거하기 위해서는 먼저 그 정신적인 원인을 없애는 작업을 해야만 한다. 그러나 대부분 우리는 원인이 무엇인지를 알지 못하기 때문에 어디에서부터 시작해야 하는지를 알기가 어렵다. 그래서 만약 당신이 "내가 이 고통을 일으키는 원인이 무엇인지 알기만 한다면"이라고 말하고 있다면, 나는 이 책이 원인의 실마리를 제공하고, 몸과 마음에 건강을 창조하는 새로운 생각의 유형을 만들도록 하는 유익한 안내서가 되기를 희망한다.

나는 우리 삶 속의 모든 상태들은 그 나름대로 필요가 있다는 것을 배웠다. 그렇지 않다면, 우리는 그 상태들을 경험하지 않았을 것이다. 증상들은 오직 외부적인 결과이다. 우리는 정신적인 원인을 없애기 위해 내면으로 들어가야만 한다. 의지력과 훈련만으로는 효과를 보기 어려운 것은 이 때문이다. 그것들은 오직 외부적인 결과들과 싸우는 것이다. 그것은 마치 뿌리를 근절시키는 대신에 잎만을 잘라 내는 것과 같다. 그러니 새로운 생각 패턴의 확언을 시작하기 전에, 담배나 두통 혹은 과다 체중이나 그 외 어떤 것이든지 그것에 대한 필요를 기꺼이 놓아 보내려는 마음을 개발하라. 그러한 필요가 사라질 때, 외부적인 결과는 소멸한다. 뿌리가 뽑히면, 어떤 식물도 살 수 없다.

    신체에 가장 많은 질병을 유발하는 정신적인 생각의 패턴은 비난, 분노, 원한, 죄책감이다. 가령, 아주 오랜 세월 해온 비판은 관절염과 같은 질병에 걸리게 할 것이다. 분노는 몸을 열나게 하고, 화상을 입히며, 질병에 감염되게 한다. 오랜 시간 묵힌 원한은 자신을 괴롭히고 갉아먹으며, 최종적으로는 종양이나 암에 걸리게 한다. 죄책감은 항상 처벌을 찾게 하고, 고통 쪽으로 이끈다. 우리가 고통의 상태에 있거나 외과 의사의 메스의 위협에서 부정적인 생각의 패턴들을 근절시키려고 노력하는 것보다, 우리가 건강할 때 우리의 마음에서 그러한 생각의 패턴들을 놓아 버리는 것이 훨씬 쉽다.

    다음과 같은 정신적인 원인의 목록들은 오랜 세월에 걸친 나의 연구와 고객과의 작업, 강의, 워크숍의 내용들을 편집한 것이다. 이것은 당신의 몸의 질병 이면에 예상 가능한 정신적인 경향성들을 그 자리에서 볼 수 있는 참고 안내서로서 유용할 것이다. 나는 당신의 몸을 치유하는 데 도움을 주는 이 간결한 방법을 공유하고픈 소망과 함께 사랑으로 이 책을 바친다.

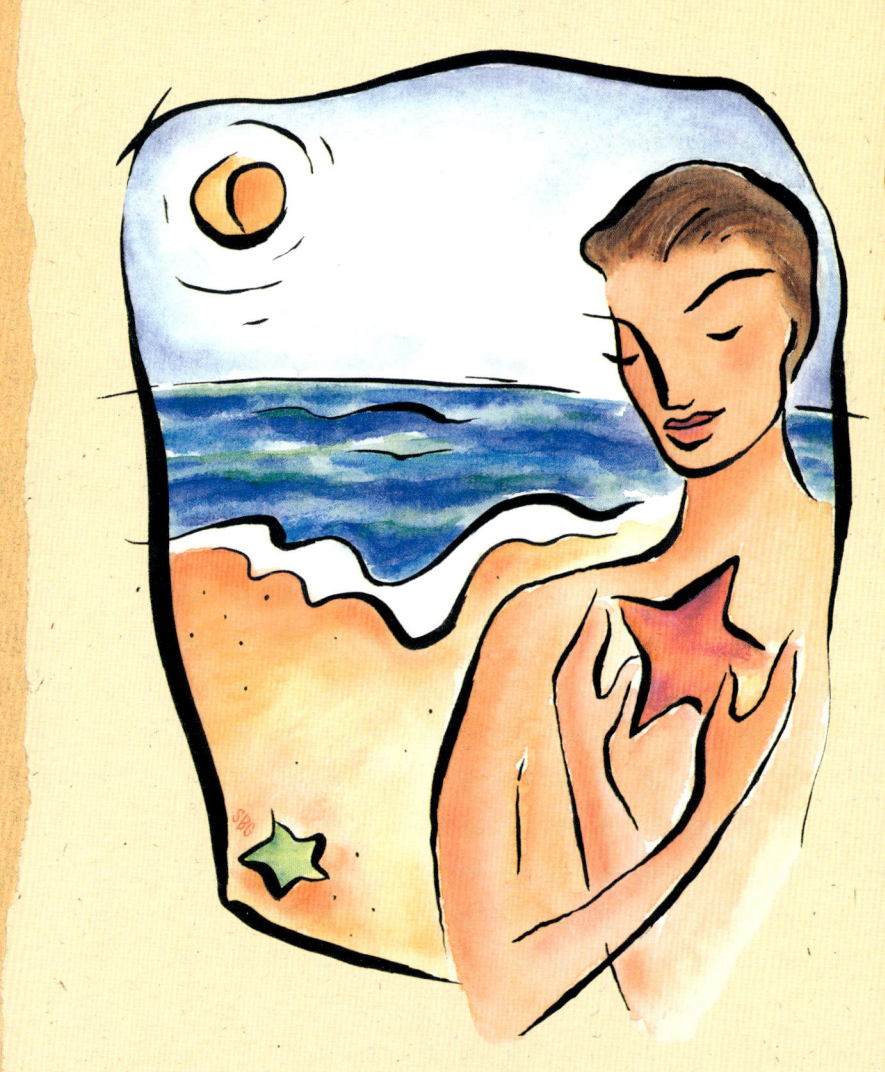

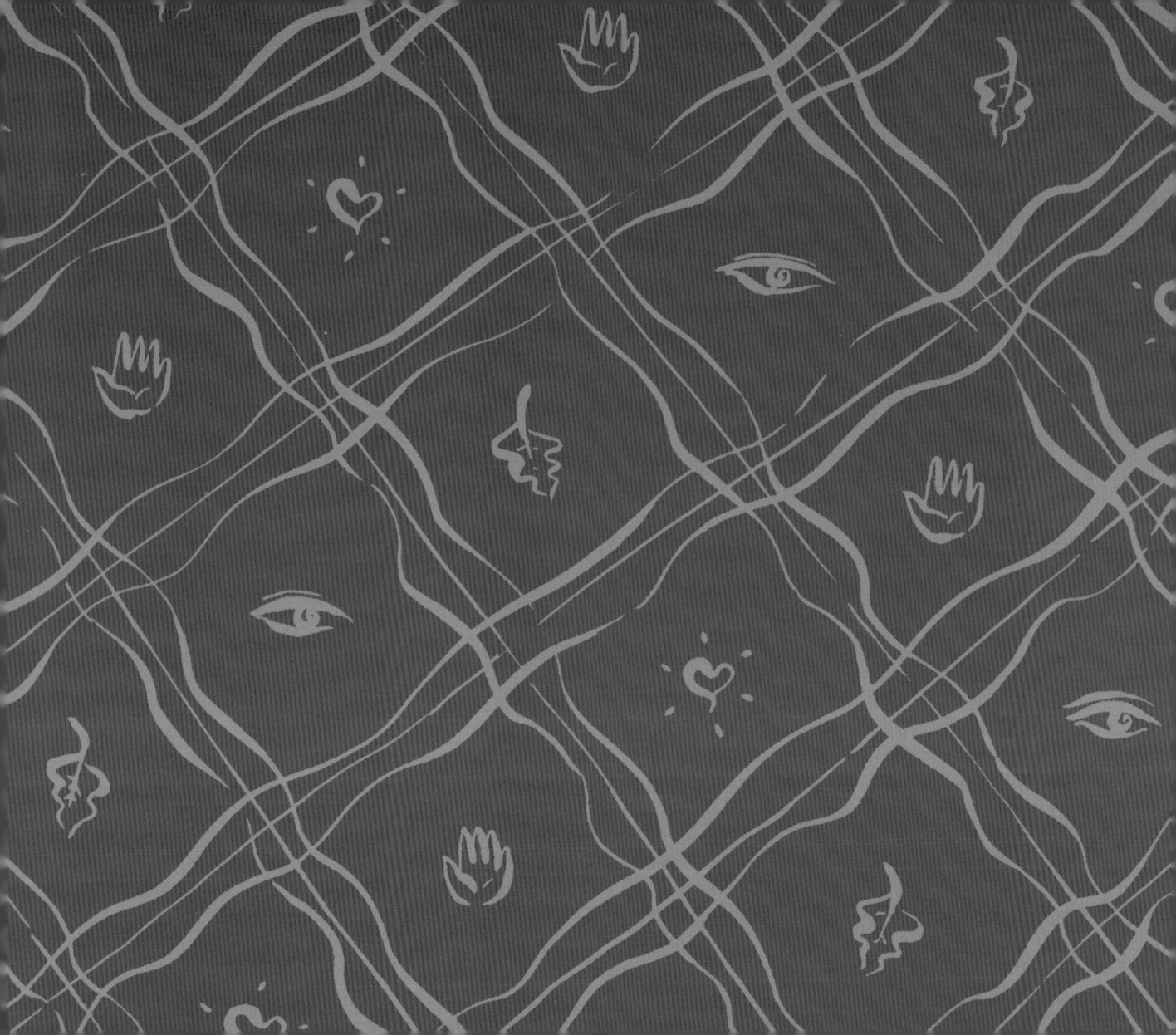

문제	예상 가능한 원인	새로운 생각 유형
가스통(복부 팽만)	고정됨. 두려움. 소화되지 않은 생각들.	나는 긴장을 풀고 삶이 나를 통해 쉽게 흘러가게 한다.
가슴앓이 [역류성 식도궤양에 기인한 경우가 흔함] (참조: 소화성 궤양, 위장 문제들, 궤양)	두려움. 두려움. 두려움. 두려움을 안고 삶.	나는 자유롭고 충분히 숨을 쉰다. 나는 안전하다. 나는 삶의 과정을 신뢰한다.
가피 [피부가 딱지로 덮이는 것]	오염된 생각. 다른 것들이 당신의 피부에 침투하는 것을 허용함.	나는 살아 있고 사랑하며 기뻐하는 생명의 표현이다. 나는 나 스스로인 사람이다.
각막염 (참조: 안구 문제들)	극단적 분노. 그들 또는 당신이 보는 것을 공격하고 욕구.	나는 내 가슴에서 나오는 사랑이 내가 보는 모든 것을 치유하도록 허락한다. 나는 평화를 선택한다. 나의 세계에서 모든 것은 다 좋다.
간	분노와 원초적 감정들의 자리.	사랑, 평화, 그리고 기쁨은 내가 아는 것이다.

문제	예상 가능한 원인	새로운 생각 유형
간염 (참조: 간의 문제들)	변화에 대한 저항. 두려움, 분노, 혐오감. 간은 분노와 격분의 자리이다.	나의 마음은 정화되고 자유롭다. 나는 과거를 떠나 새로운 것으로 들어간다. 모든 것은 다 좋다.
간의 문제들 (참조: 간염, 황달)	만성적 불평. 당신 자신을 속이기 위해 흠잡은 것을 정당화함. 나쁜 감정.	나는 나의 가슴속 열린 공간을 통해 살아갈 것을 선택한다. 나는 사랑을 찾고 또 사랑을 어디서나 발견한다.
간질	피해망상 의식. 삶에 대한 거부. 거대한 몸부림을 치는 느낌. 자기 학대.	나는 삶을 영원하고 기쁜 것으로 보기로 선택한다. 나는 영원하고 기쁘며 평화롭다.
감각 이상 [둔감증] (참조: 무감각)		
감기 [상부 호흡기 질환] (참조: 호흡기 질환)	한 번에 너무 많은 일들이 일어남. 정신적 혼란, 무질서. 작은 상처들. "나는 매 겨울마다 세 번 정도 감기에 걸린다."와 같은 믿음의 형태.	나는 나의 마음을 이완되고 평화롭게 한다. 명확함과 조화로움이 나의 내면과 나의 주위에 있다. 모든 것이 다 좋다.

문제	예상 가능한 원인	새로운 생각 유형
감염 (참조: 바이러스 감염)	짜증, 분노, 초조함.	나는 평화롭고 조화로워지기를 선택한다.
갑상선 (참조: 갑상선 종대, 갑상선 기능항진증, 갑상선 기능저하증)	창피당함. "나는 내 마음대로 무언가를 할 수 없어. 언제쯤이면 내 차례가 돌아올까?"	나는 오래된 한계를 넘어 움직이고, 이제 나 자신이 자유롭고 창조적으로 표현하도록 허락한다.
갑상선 기능저하증 (참조: 갑상선)	포기. 절망적으로 억눌린 느낌.	나는 나를 전적으로 지지해 주는 새로운 법칙으로 새로운 삶을 창조한다.
갑상선 기능항진증 (참조: 갑상선)	따돌림 받는 것에 대한 격렬한 분노.	나는 삶의 중심에 있고 나 자신과 내가 보는 모든 것을 인정한다.
갑상선 종대 (참조: 갑상선)	당하는 것을 싫어함. 희생자. 삶에서 좌절된 느낌. 충족되지 않음.	나는 나의 삶에서 힘과 권위이다. 나는 나인 것이 자유롭다.
개방성 여드름	분노의 작은 폭발들.	나는 나의 생각들을 차분히 하고, 나는 고요하다.

문제	예상 가능한 원인	새로운 생각 유형
건막류 [엄지발가락의 외번]	삶의 경험들과의 만남에서 느끼는 기쁨의 결여.	나는 삶의 경이로운 경험들을 만나기 위해 기쁘게 앞으로 달려나간다.
건망증	두려움. 삶으로부터 도망침. 자신을 변호할 능력이 없음.	지성과 용기, 자부심은 언제나 존재한다. 살아 있는 것은 안전하다.
건선 (참조: 피부 문제들)	상처 받는 것에 대한 두려움. 자아에 대한 감각들을 차단함. 우리들 자신의 감정들에 대한 책임을 받아들이는 것을 거부함.	나는 살아 있는 기쁨을 알고 있다. 나는 삶에서 가장 좋은 것을 받을 만하고 받아들인다. 나는 나 자신을 사랑하고 인정한다.
건조성 각막(결막)염	분노의 눈들. 사랑을 통해 보기를 거부함. 용서하느니 차라리 죽으려 함. 앙심을 품음.	나는 기꺼이 용서한다. 나는 나의 시야에 생명을 불어넣고 연민과 이해로 바라본다.
결막염 (참조: 유행성 결막염)	삶에서 당신이 바라보고 있는 것에 대한 분노와 좌절.	나는 사랑의 눈으로 본다. 조화로운 해결책이 있고 이제 나는 그 해결책을 받아들인다.

문제	예상 가능한 원인	새로운 생각 유형
결장	과거를 붙잡고 있음. 내보내는 것에 대한 두려움.	나는 더 이상 필요치 않은 것을 쉽게 놓아준다. 과거는 지나가고 나는 자유롭다.
결핵	이기주의로 인해 쇠약해짐. 소유욕이 강함. 잔인한 생각들. 복수.	나는 나 자신을 사랑하고 인정하므로, 살아갈 세상을 기쁘고 평화롭게 창조한다.
겸상 적혈구 빈혈	사람은 충분한 능력이 없어 삶의 즐거움을 파괴한다는 믿음.	이 아이는 삶의 즐거움으로 살고 숨쉬며, 사랑으로 양육되고 있다. 신은 매일 기적을 만들고 있다.
경련	두려움으로 우리의 생각을 옭아매기.	나는 해방시키고, 긴장을 풀고 편안히 이완하며, 놓아버린다. 나는 삶에서 안전하다.
경련 [동통을 수반하는 강직성 근연축]	긴장. 두려움. 눈을 떼지 못하고 고정되어 있음.	나는 긴장을 풀고 편안히 이완하며, 나의 마음을 평화롭게 한다.

문제	예상 가능한 원인	새로운 생각 유형
경련성 대장염 (참조: 대장염, 결장, 장, 점액장)	놓아버리는 것에 대한 두려움. 불안.	내가 사는 것은 안전하다. 삶은 항상 나를 위해 필요한 모든 것을 공급한다. 모든 것이 다 좋다.
경직	강하고 뻣뻣한 생각.	나는 나의 마음에 융통성이 있을 만큼 충분히 안전하다.
고초열 [계절적 변화가 있는 알레르기성 비염] (참조: 알레르기)	감정적 혼잡. 계절을 두려워함. 학대를 받고 있다는 믿음. 죄책감.	나는 삶의 모든 것과 함께 한다. 나는 언제나 안전하다.
고혈압 (참조: 혈압)		
고환	남성적 원리. 남자다움.	남자인 것은 안전하다.
골격 (참조: 뼈)	구조의 파괴. 뼈는 당신 삶의 구조를 나타냄.	나는 강하고 완전하다. 나는 잘 구조화되어 있다.

문제	예상 가능한 원인	새로운 생각 유형
골다공증 (참조: 뼈의 문제들)	삶에서 더 이상 지지받지 못한다는 느낌.	나는 혼자 힘으로 일어서고, 삶은 뜻밖의 사랑스러운 방식으로 나를 지지한다.
골수	자신에 대한 강한 신뢰의 표현. 당신이 자기 자신에 대해 지지하고 사랑하는 방법.	신성한 정신은 내 삶의 구조이다. 나는 안전하고 사랑받으며 온전히 지지받고 있다.
골수염 (참조: 뼈의 문제들)	삶의 바로 그 구조에 대한 분노와 불만, 지지받지 못하고 있다는 느낌.	나는 평화롭고 삶의 과정을 믿는다. 나는 안전하고 안심할 수 있다.
골절 (참조: 뼈의 문제들)		
과도호흡 (참조: 호흡 발작, 호흡 문제들)	두려움. 변화에 대한 저항. 과정을 믿지 않음.	나는 우주 어디에 있든 안전하다. 나는 나 자신을 사랑하고 삶의 과정을 믿는다.

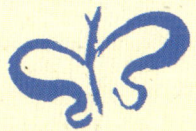

문제	예상 가능한 원인	새로운 생각 유형
과체중 (참조: 지방)	두려움, 보호를 필요로 함. 감정으로부터 도망침.	불안, 자기 거부. 성취를 추구함.
과혈당증 (참조: 당뇨병)		
관상동맥 혈전증 (참조: 심장 발작)	외롭고 무서움. "나는 충분히 좋지 않다. 나는 충분히 하지 않는다. 나는 결코 해내지 못할 것이다."	나는 삶의 모든 것과 하나이다. 우주는 전적으로 나를 돕는다. 모든 것이 다 좋다.
관절 (참조: 관절염, 팔꿈치, 무릎, 어깨)	삶의 방향의 전환과 이러한 움직임들의 편의성을 나타냄.	나는 편안하게 변화와 함께 흘러간다. 나의 삶은 신성하게 보호되고 있으며, 나는 항상 가장 좋은 방향으로 나아가고 있다.
관절염 (참조: 관절)	사랑받지 못한다는 느낌. 비판, 억울함.	나는 사랑이다. 지금 나는 자신을 사랑하고 인정하기를 선택한다. 나는 사랑으로 타인을 바라본다.

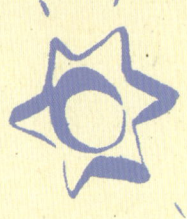

문제	예상 가능한 원인	새로운 생각 유형
광견병	분노, 폭력이 해결 방법이라는 믿음.	나는 평화로 둘러싸여 있고 그 안에 살고 있다.
괴저, 탈저 [조직의 사멸, 부패]	정신적인 병적 상태. 지독히 불쾌한 생각들로 기쁨을 삼켜 버림.	나는 이제 조화로운 생각들을 선택하고 나를 통해 그 기쁨이 자유롭게 흐르도록 한다.
교창 [물린 상처]	두려움. 모든 냉대에 노출되어 있음.	나는 자신을 용서하고, 지금 자신을 사랑하고, 자신을 영원히 더 많이 사랑한다.
– 동물	내면을 향한 분노, 처벌에 대한 요구.	나는 자유롭다.
– 곤충	사소한 것에 대한 죄책감.	나는 모든 짜증으로부터 자유롭다. 모든 것이 다 좋다.
구각미란 [구강의 궤양]	입술에 의해 억제되어 곪아 터진 말들. 비난.	나는 나의 사랑스런 세상에서 오직 즐거운 경험만을 창조한다.

문제	예상 가능한 원인	새로운 생각 유형
구루병	감정적 영양실조. 사랑과 보호의 결핍.	나는 안전하고, 우주 그 자체의 사랑에 의해 영양을 받고 있다.
구순헤르페스(열성 포진) (참조: 단순 포진)	지독하게 화난 말들과 그것을 표현하는 데 대한 두려움.	나는 나 자신을 사랑하기 때문에 오직 평화로운 경험만을 창조한다. 모든 것이 다 좋다.
구순헤르페스 [감기, 고열로 인한 입가의 발진] (참조: 구순헤르페스, 단순 포진)		
구역질	두려움, 아이디어나 체험에 대한 거부	나는 안전하다. 나는 삶의 과정이 오직 좋은 것만을 나에게 가져다줄 것을 믿는다.
구음 장애(말더듬기)	불안, 자기 표현의 결핍. 우는 것이 허락되지 않음.	나는 혼자 힘으로 소리 내어 말하는 것이 자유롭다. 나는 이제 나 자신의 표현에 있어서 안전하다. 나는 오직 사랑으로 의사소통한다.

문제	예상 가능한 원인	새로운 생각 유형
구취 (참조: 입냄새)	타락한 태도들, 상스러운 험담, 역겨운 생각들.	나는 친절과 사랑으로 말한다. 나는 선한 것만 내뿜는다.
구토	생각에 대한 난폭한 거부 반응. 새로운 것에 대한 두려움.	나는 안전하고 기쁘게 삶을 소화한다. 오직 좋은 것들만이 나에게 오고 나를 통과한다.
굳은 살	굳어 버린 개념들과 생각들. 견고한 두려움.	새로운 생각이나 방법들을 보고 경험하는 것은 안전하다. 나는 개방적이고 좋은 것을 받아들인다.
굽은 등 (참조: 어깨, 척추 만곡)	삶의 짐들을 지고 감. 속수무책과 절망감.	나는 당당하게 서 있고 자유롭다. 나는 나 자신을 사랑하고 인정한다. 나의 삶은 매일 더 나아진다.
궤양	자리를 잡고 있는 드러내지 않은 분노.	나는 나의 감정들을 기쁘고 긍정적인 방식으로 표현한다.

문제	예상 가능한 원인	새로운 생각 유형
궤양 (참조: 가슴앓이, 소화성 궤양, 위장 문제들)	두려움. 당신이 충분히 잘하지 못 할 것이라는 강한 믿음. 무엇이 당신을 조금씩 갉아먹고 있는가?	나는 나 자신을 사랑하고 인정한다. 나는 평화롭다. 나는 침착하다. 모든 것이 다 좋다.
귀	듣는 능력을 나타냄.	나는 사랑으로 듣는다.
귀앓이 (이염: 외이도/중이/내이)	분노. 듣고 싶어 하지 않음. 지나친 소란. 부모들의 언쟁.	나는 화합으로 둘러싸여 있다. 나는 사랑으로 기쁨과 만족으로 듣는다. 나는 사랑의 중심에 있다.
균형감각 상실	분산된 생각, 집중이 되지 않음.	나는 안전하게 나 자신에게 집중하고 내 삶의 완전함을 받아들인다. 모든 것이 다 좋다.
근시 (참조: 안구 문제들)	미래에 대한 두려움. 앞으로 있을 것에 대해 신뢰하지 않음.	나는 삶의 과정을 믿는다. 나는 안전하다.

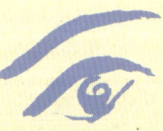

문제	예상 가능한 원인	새로운 생각 유형
근위축성 측색 경화증(루게릭 병)	자신의 가치를 기꺼이 받아들이지 않음. 성공을 거부함.	나는 내가 소중하다는 것을 안다. 내가 성공하는 것은 안전하다. 삶은 나를 사랑한다.
근육	새로운 경험에 대한 저항. 근육은 삶에서 움직이는 우리의 능력을 나타냄.	나는 기쁜 춤을 추듯 삶을 경험한다.
근이영양증	"성장할 만한 가치가 없다."	나는 나의 부모의 한계들 너머로 간다. 나는 내가 할 수 있는 한 최고가 될 수 있는 자유가 있다.
근통성 뇌척수염 (참조: 엡스타인-바 바이러스)		
급성 복통 [산통]	정신적인 흥분, 조급함. 주위의 것들에 대한 성가심.	이 아이는 오직 사랑하고 애정 어린 생각들에게만 반응한다. 모든 것은 평화롭다.

문제	예상 가능한 원인	새로운 생각 유형
급성 회백수염 [소아마비]	마비시키는 질투심. 누군가를 멈추게 하려는 욕구.	모든 사람에게 충분하다. 나는 사랑스러운 생각들로 나의 선함과 자유를 창조한다.
기관지염 (참조: 호흡기 질환)	격앙된 가족 환경. 말다툼과 고함. 가끔은 침묵.	나는 나와 내 주변의 평화와 조화를 선언한다. 모든 것이 다 좋다.
기침 (참조: 호흡기 질환)	세상을 향해 소리치고 싶은 욕구. "나를 좀 봐! 내 말 좀 들어봐!"	나는 가장 긍정적인 방식으로 주목받고 인정받는다. 나는 사랑받고 있다.
나병	삶을 다룰 능력이 전혀 없음. 충분히 좋거나 청결하지 못하다는 오래 지속된 믿음.	나는 모든 제한들을 초월한다. 나는 신성하게 보호되고 고무된다. 사랑은 모든 삶을 치유한다.
난소	창조의 지점을 나타냄. 창조성.	나는 나의 창조적인 흐름 안에 균형 잡혀 있다.

문제	예상 가능한 원인	새로운 생각 유형
난청, 청각소실	거부, 완고함, 고립. 당신이 듣고 싶어 하지 않는 것은 무엇인가? "날 괴롭히지 마세요."	나는 신성을 듣고 내가 들을 수 있는 모든 것들에 대해 기뻐한다. 나는 모든 것들과 함께 있다.
남성형 다모증 [비정상적으로 많은 털, 여성의 남성형 털의 분포]	완전히 감추어진 분노. 사용된 담요는 보통 두려움이다. 비난하고픈 욕망. 자주 자기 자신을 보살피려 하지 않음.	나는 나 자신의 사랑스러운 부모이다. 나는 사랑과 인정으로 싸여 있다. 내가 누군지를 보여 주는 것은 안전하다.
낭종	오래되고 고통스런 영화를 상영함. 양육 과정의 상처. 잘못된 성장 과정.	나의 마음의 영화들은 아름답다. 왜냐하면 내가 그것들을 그렇게 만들기를 선택했기 때문이다. 나는 나를 사랑한다.
낭포성 섬유증	나 자신의 인생이 잘되지 않을 거란 확고한 믿음. "불쌍한 나."	삶은 나를 사랑하고, 나는 삶을 사랑한다. 이제 나는 삶을 완전하고 자유롭게 받아들이기를 선택한다.
내향성의 발톱 [살을 파고 든 발톱]	앞으로 나아가는 당신의 권리에 대한 걱정과 죄책감.	

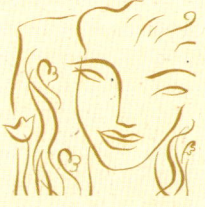

문제	예상 가능한 원인	새로운 생각 유형
노망 (참조: 알츠하이머 병)	소위 말하는 유년기의 안전함으로 되돌아감. 보살핌과 주의를 요구함. 당신 주위에 있는 사람들을 조정하려는 것의 한 형태.	신성한 보호, 안전, 평화. 이 우주의 지성은 삶의 모든 단계에 대해 작용한다.
노화 문제	사회적 신념. 낡은 생각. 자기 자신으로 있는 것을 두려워함. 현재를 거부함.	나는 모든 연령대의 나를 사랑하고 받아들인다. 삶의 매순간은 완전하다.
농루증(치근막염)	결정할 수 없음에 대한 분노. 우유부단한 사람들.	나는 나 자신을 인정하고 나의 결정은 항상 나에게 완벽하다.
농양	마음의 상처와 멸시, 복수에 관한 생각들로 동요가 일어남.	나는 생각이 자유롭도록 허락한다. 과거는 끝났다. 나는 평화롭다.
뇌	컴퓨터. 배전반을 나타냄.	나는 내 마음의 사랑스러운 운용자이다.

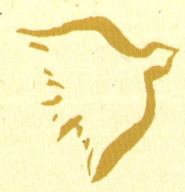

문제	예상 가능한 원인	새로운 생각 유형
– 종양	잘못 저장된 믿음들. 완고함. 오래된 패턴을 바꾸는 것에 대한 거부.	내 맘속의 컴퓨터를 다시 프로그래밍하는 것은 나에게 쉽다. 삶의 모든 것은 변하며 내 마음도 언제나 새롭다.
뇌성마비 (참조: 마비)	사랑의 행위를 통해 가족을 결속시키려는 요구.	나는 화목하고 사랑하며 평화로운 가족의 삶에 기여한다. 모든 것이 다 좋다.
뇌하수체	조절중추를 나타냄.	나의 정신과 몸은 완벽한 조화 안에 있다. 나는 나의 생각들을 조절한다.
뇌혈관 발작 (참조 : 발작, 졸중)		
누관 [눈물 관]	두려움.	나는 안전하다. 나는 내 삶의 과정을 온전히 신뢰한다. 삶은 나를 위해 있다.

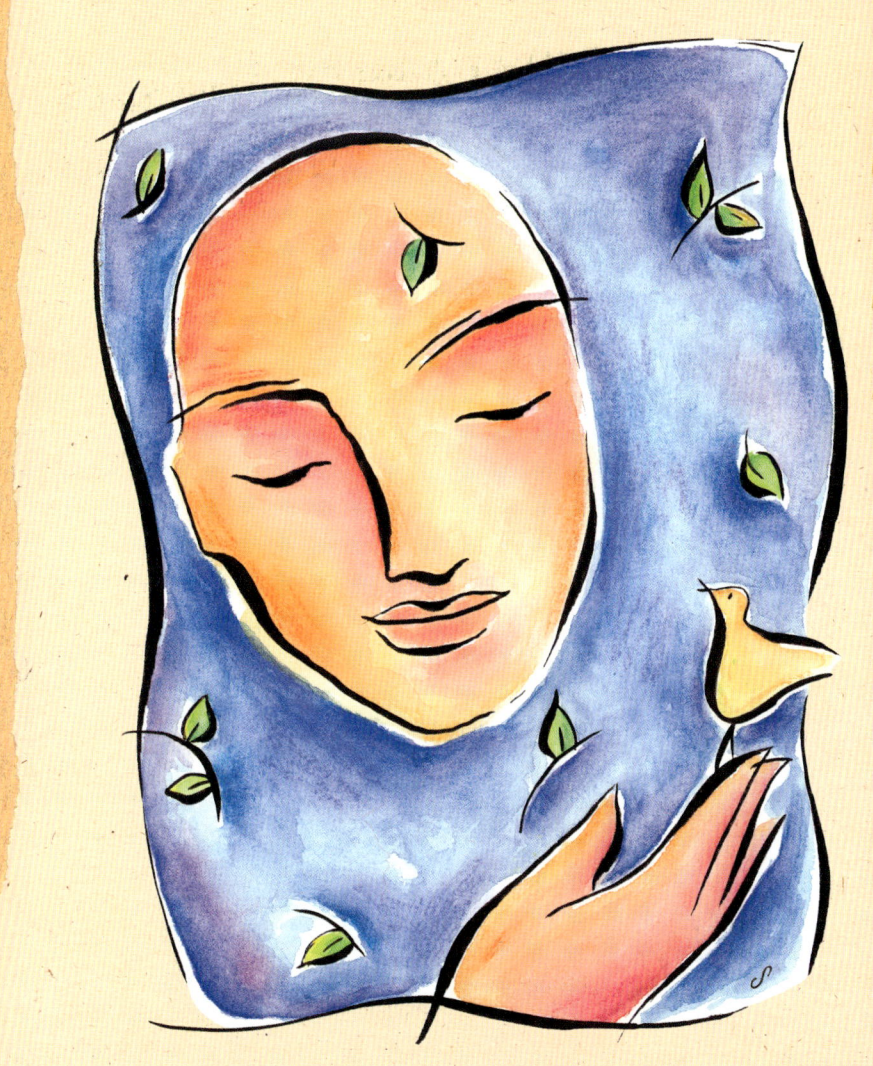

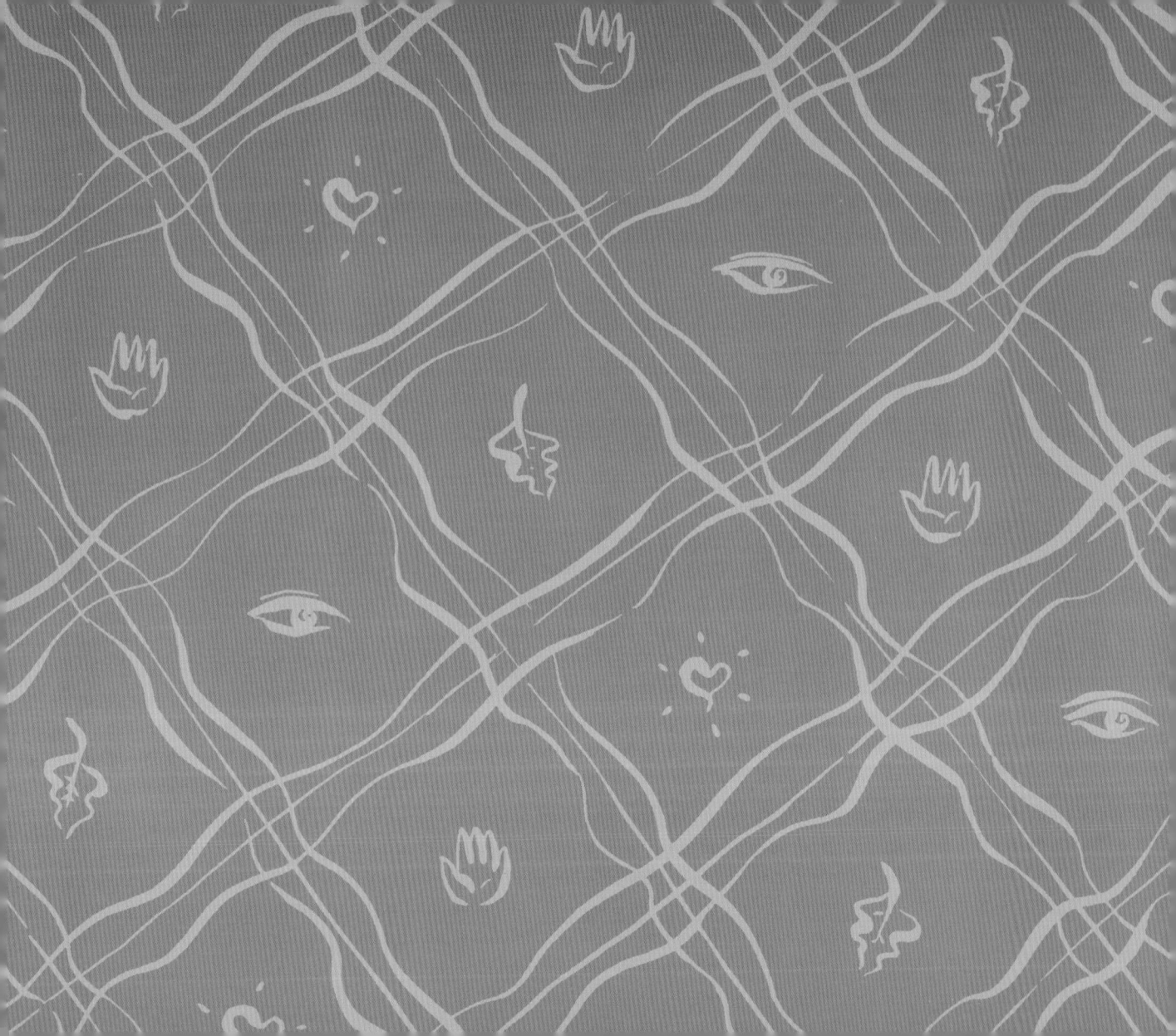

문제	예상 가능한 원인	새로운 생각 유형
다리	우리를 삶을 향해 움직이게 한다.	삶은 나를 위해 있다.
다리의 문제		
— 종아리 부위	미래에 대한 두려움. 움직이길 원하지 않음.	나는 미래에는 모든 것이 다 좋을 것임을 알고 있기에 확신과 기쁨을 가지고 앞으로 이동한다.
다발성 경화증	정신적 견고함, 매정함. 강철 같은 의지, 요지부동. 두려움.	사랑하고 기쁜 생각들을 선택함으로써 나는 사랑스럽고 기쁜 세계를 창조한다. 나는 안전하고 자유롭다.
단순 포진(구순 포진) (참조: 구순헤르페스)	욕을 하고 싶은 불타는 욕구. 말하지 못하고 남겨진 격한 말들.	나는 오직 사랑의 말만 생각하고 말한다. 나는 삶에서 자유롭다.
단핵세포증다증(파이퍼병, 선열)	사랑과 감사를 받지 못한 것에 대한 분노. 더 이상 자신을 돌보지 않음.	나는 나 자신을 사랑하고 인정하며 돌본다. 나는 충분하다.

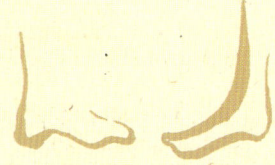

문제	예상 가능한 원인	새로운 생각 유형
담마진 (참조: 두드러기)		
담석(담석증)	비통함. 굳어진 생각들. 비난. 자존심.	과거를 놓아버리는 것은 기쁘다. 삶은 달콤하고 나도 그러하다.
담석증 (참조: 담석)		
당뇨병(과혈당증, 진성 당뇨병)	있었을지도 모르는 일을 갈망함. 통제하려는 거대한 욕구. 깊은 슬픔. 달콤함이 남아 있지 않음.	이 순간은 기쁨으로 가득 차 있다. 나는 지금 오늘의 달콤한 경험을 선택한다.
대머리	두려움. 긴장. 모든 것을 통제하려고 함. 삶의 과정을 신뢰하지 않음.	나는 안전하다. 나는 나 자신을 사랑하고 인정한다. 나의 삶을 신뢰한다.
대상 포진(수두)	다른 한쪽 신발이 떨어지기를 기다림. 두려움과 긴장. 지나치게 예민함.	나는 삶의 과정을 믿기 때문에 이완되고 평화롭다. 나의 세상에서 모든 것은 잘되고 있다.

문제	예상 가능한 원인	새로운 생각 유형
대장염 (참조: 결장, 장, 점액장, 경련성 대장염)	불안감. 끝난 것을 내보내 편안해지는 것을 나타냄.	나는 삶의 완벽한 리듬과 흐름의 한 부분이다. 모든 것은 신의 올바른 질서 속에 있다.
동(洞) 문제들(부비동염) [두개골의 함기동과 같은 공간을 일컫는 일반적 용어]	어떤 사람에 대한 짜증, 누군가 마음의 문을 닫음.	나는 언제나 내 주변과 내 안에 깃든 것과의 평화와 조화를 선언한다.
동맥	삶의 기쁨을 실어 나름.	나는 기쁨으로 충만하다. 기쁨은 심장이 고동칠 때마다 나를 통해 흘러 간다.
동맥경화증 [동맥벽의 비후와 탄력 상실]	저항, 긴장. 굳어진 편협함. 긍정적으로 바라보기를 거부함.	나는 삶과 기쁨을 향해 완전히 마음을 연다. 나는 사랑으로 바라보기를 선택한다.
동요병 (참조: 차멀미, 배멀미)	두려움, 조절할 수 없는 것에 대한 두려움.	나는 언제나 나의 생각을 조절한다. 나는 안전하다. 나는 나 자신을 사랑하고 인정한다.

문제	예상 가능한 원인	새로운 생각 유형
동통	사랑을 갈구. 붙잡기를 원함.	나는 자신을 사랑하고 인정한다. 나는 사랑스럽고, 사랑받을 만하다.
두드러기(담마진) (참조: 발진)	작고 숨겨진 두려움들. 작은 일을 과장하여 생각함.	나는 나의 삶 구석구석에 평화를 가지고 간다.
두통 (참조: 편두통)	자기 자신이 틀렸음을 입증함. 자기 비판. 두려움.	나는 나 자신을 사랑하고 인정한다. 나는 사랑의 눈길로 나 자신과 내가 하는 일을 바라본다. 나는 안전하다.
등	삶의 지지대를 의미함.	나는 삶이 항상 나를 지지하고 있음을 안다.
등의 문제들		
– 아래쪽 부위	돈에 대한 두려움. 경제적인 후원의 부족.	나는 삶의 과정을 신뢰한다. 내가 필요한 것은 항상 보살핌을 받는다. 나는 안전하다.

문제	예상 가능한 원인	새로운 생각 유형
– 가운데 부위	죄책감. 지나간 모든 일에 얽매여 있음. "날 좀 내버려두세요."	나는 과거를 놓아준다. 내 가슴속의 사랑과 함께 앞으로 나아가는 것에 대해 나는 자유롭다.
– 위쪽 부위	정서적인 지지의 부족. 사랑받지 못한다는 느낌. 사랑하는 것을 망설임.	나는 자신을 사랑하고 인정한다. 삶은 나를 지지하고 사랑한다.
루게릭 병 (참조: 근위축성 측색 경화증)		
루푸스(홍반성 낭창)	포기. 자기 자신을 지지하는 것보다 차라리 죽는 것이 더 나음. 분노와 처벌.	나는 혼자 힘으로 자유롭고 쉽게 큰 소리로 말한다. 나는 나 자신의 힘을 주장한다. 나는 나 자신을 사랑하고 인정한다. 나는 자유롭고 안전하다.
류머티즘	희생된 느낌. 사랑의 결핍. 만성적인 쓰라림. 적개심.	나는 나 자신의 경험들을 창조한다. 내가 나 자신과 타인을 사랑하고 인정하면 할수록 나의 경험들은 점점 더 좋아진다.

문제	예상 가능한 원인	새로운 생각 유형
류머티스성 관절염	권위에 대한 깊은 비난. 정말이지 싸우고 싶은 기분.	나는 나 스스로의 권위가 있다. 나는 나 자신을 사랑하고 인정한다. 삶은 좋다.
림프 문제들	마음이 삶의 본질들에 다시 중심 잡히는 것이 필요하다는 경고. 사랑과 가쁨.	나는 이제 살아 존재하는 사랑과 기쁨에 온전히 중심을 잡고 있다. 나는 삶과 함께 흘러간다. 마음의 평화는 나의 것이다.

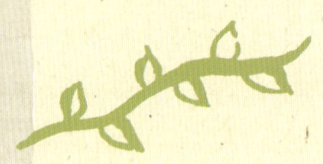

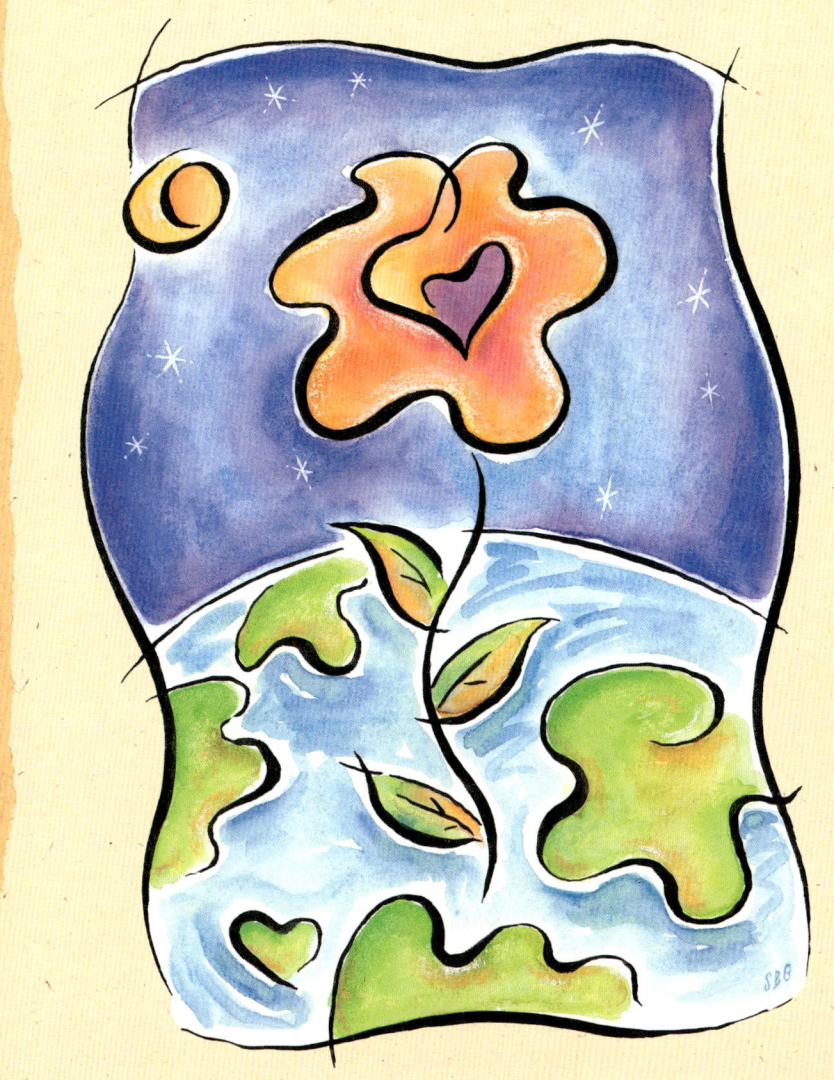

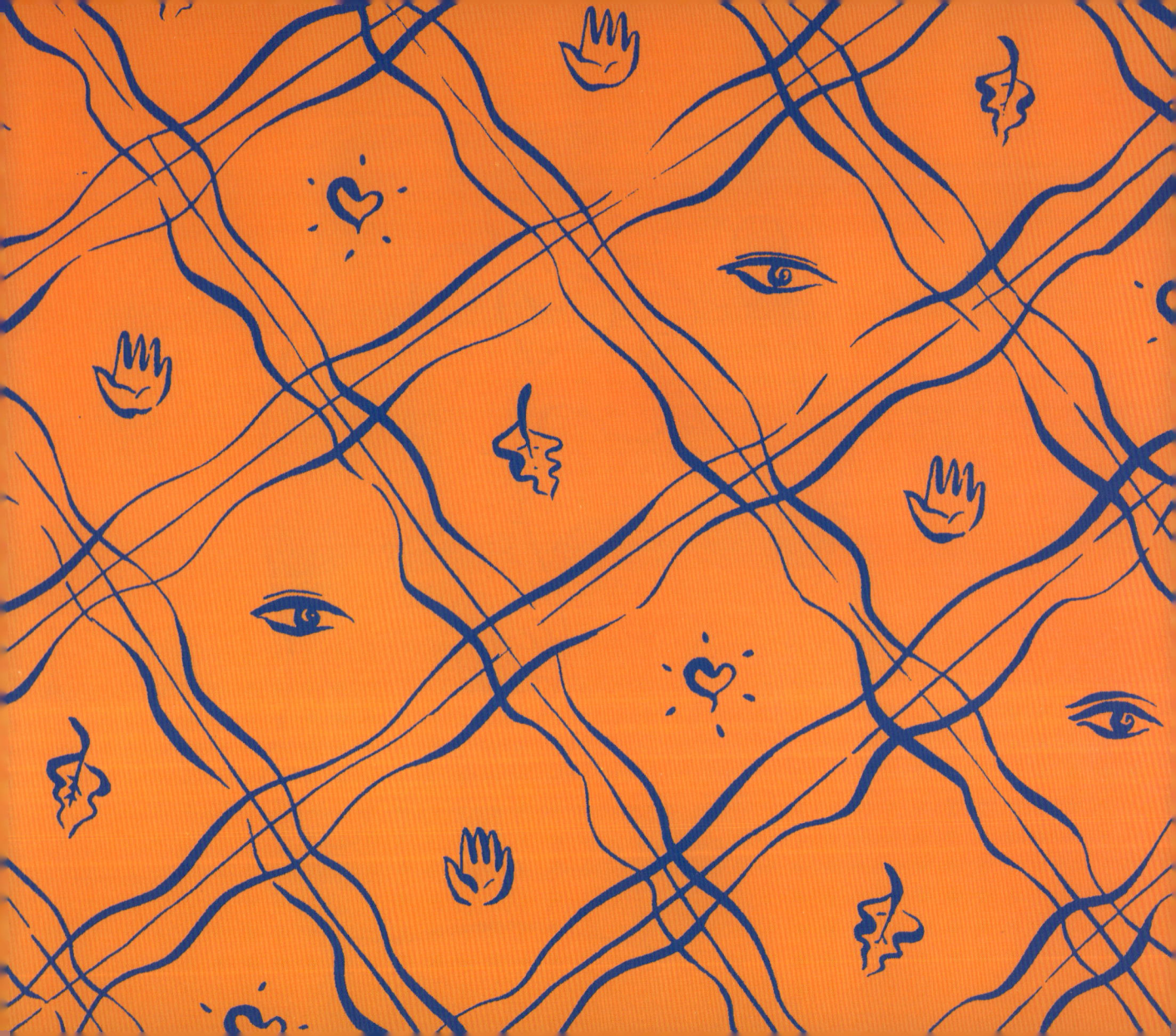

문제	예상 가능한 원인	새로운 생각 유형
마비(Palsy) (참조: 안면신경마비, 파킨슨 병)	마비된 사고. 움직일 수 없음.	나는 자유로운 사상가이고, 나는 쉽고 기쁘게 경이로운 경험을 한다.
마비(paralysis) (참조: Palsy)	두려움. 공포. 사람이나 상황으로부터 피함. 저항.	나는 삶의 모든 것들과 함께 하는 자이다. 나는 모든 상황에 충분히 감당할 만하다.
만성질환	변화를 거부함. 미래에 대한 두려움. 안전하다고 느끼지 못함.	나는 기꺼이 변화하고 성장한다. 나는 이제 안전하고 새로운 미래를 창조한다.
말라리아	자연과 삶의 균형이 깨짐.	나는 삶의 모든 것들과 결속되고 균형이 잡혀 있다. 나는 안전하다.
매독 (참조 : 성병)	당신의 힘과 효율성을 내주어 버림.	나는 내가 되기로 결심한다. 나는 나로서 나 자신을 인정한다.

문제	예상 가능한 원인	새로운 생각 유형
매복 사랑니 [사랑니가 치조 내에 묻혀 있는 상태]	당신 자신에게 확고한 토대를 창조하기 위한 정신적 여지를 제공하지 않음.	나는 삶의 확장에 대해 나의 의식을 연다. 내가 자라고 변화하기에 충분한 여지가 있다.
맥립종(눈다래끼) (참조 : 안구 문제들)	화난 눈을 통해 삶을 바라보기. 누군가에게 화가 남.	나는 모든 사람과 모든 것들을 사랑과 기쁨으로 바라보기로 선택한다.
맹장염	두려움. 삶에 대한 두려움. 긍정의 흐름을 막음.	나는 안전하다. 나는 긴장을 풀고 삶이 기쁘게 흘러가도록 내버려둔다.
목(경추)	유연성을 나타냄. 뒤쪽에 있는 것을 볼 수 있는 능력.	나는 삶에서 평화롭다.
목구멍 안의 덩어리(히스테리구)	두려움. 삶의 과정을 신뢰하지 않음.	나는 안전하다. 나는 삶이 나를 위해 여기 있다는 것을 믿는다. 나는 나 자신을 자유롭게 그리고 기쁘게 표현한다.

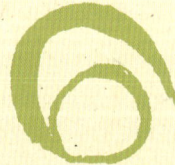

문제	예상 가능한 원인	새로운 생각 유형
목의 문제들	질문의 다른 측면을 보기를 거부함. 완고함, 요지부동.	내가 문제의 모든 측면들을 보는 것은 유연하고 편안하다. 뭔가를 하고, 뭔가를 보는 방법들은 무한하다. 나는 안전하다.
무감각(감각지각 이상) [저린감, 마비감]	사랑과 배려를 보류함. 정신적으로 황폐해짐.	나는 나의 감정과 사랑을 공유한다. 나는 모든 이들에게서 사랑을 느낀다.
무관심 [감정둔마-감정과 감동이 결여된 상태]	느끼는 것에 대한 저항. 자신을 둔감하게 만듦. 두려움.	느끼는 것은 안전하다. 나는 삶을 향해 나 자신을 열어 놓는다. 나는 기꺼이 세상을 경험한다.
무릎 (참조: 관절)	자부심과 자아를 나타냄.	나는 유연하고 흘러간다.
무릎의 문제들	완고한 자아의 자부심. 굽힐 수 없음. 두려움, 확고부동함. 항복하려 하지 않음.	용서. 이해. 연민. 나는 쉽게 굽히고 흘러가며 모든 것은 다 좋다.

문제	예상 가능한 원인	새로운 생각 유형
무월경 (참조: 여성 문제, 월경 문제들)	여성이 되는 것을 원치 않음. 자신을 싫어함.	나는 나인 것이 기쁘다. 나는 삶의 아름다운 표현이며, 매순간 완벽하게 흘러가고 있다.
무좀	받아들여지지 못한 데 대한 좌절. 쉽게 앞으로 나아가지 못함.	나는 자신을 사랑하고 인정한다. 나는 자신이 앞으로 나아가도록 허락한다. 움직이는 것은 안전하다.
바이러스 감염 (참조: 감염)	삶을 통해 흘러가는 기쁨의 결여. 쓰라림.	나는 나의 삶에서 기쁨이 자유롭게 흘러가도록 사랑스럽게 허락한다. 나는 나를 사랑한다.
반상출혈 (참조: 타박상)		
발	우리 자신, 삶, 타인에 대한 우리의 이해를 나타냄.	나의 이해는 분명하고, 나는 기꺼이 때에 따라 변화한다. 나는 안전하다.

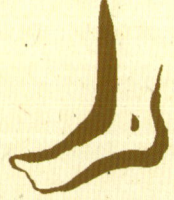

문제	예상 가능한 원인	새로운 생각 유형
발가락	미래의 중요하지 않은 세부 사항들을 나타냄.	모든 세부 사항들은 스스로를 돌본다.
발기부전	성적 억압, 긴장, 죄책감. 사회적 믿음. 이전 애인에 대한 적개심. 어머니에 대한 두려움.	나는 이제 나의 성적 원리의 충분한 힘이 쉽고 기쁘게 작용하도록 허용한다.
발목관절	융통성 부족과 죄책감. 발목은 기쁨을 받아들이는 능력을 의미한다.	나는 내 삶을 기뻐할 자격이 있다. 나는 삶이 제공하는 모든 기쁨들을 받아들인다.
발바닥 사마귀	당신의 이해심 바로 그 근거에 대한 분노. 미래에 대한 불만이 퍼져 나감.	나는 자신감과 편안함으로 앞을 향해 움직인다. 나는 삶의 과정을 신뢰하고 함께 흘러간다.
발열	분노. 열이 나서 몸이 달아오름.	나는 평화와 사랑의 차분하고 침착한 표현이다.

문제	예상 가능한 원인	새로운 생각 유형
발의 문제들	미래와 삶에서 앞으로 나아가지 못하는 것에 대한 두려움.	나는 삶에서 기쁘고 쉽게 앞으로 이동한다.
발작	가족, 자신 또는 삶으로부터 도망감.	나는 우주 안에서 마음이 편하다. 나는 위험이 없고 안전하며 이해받는다.
발진 (참조: 두드러기)	지연되는 것에 대한 짜증. 주의를 끌기 위한 아기 같은 방식.	나는 나 자신을 사랑하고 인정한다. 나는 삶의 과정에서 평화롭다.
방광의 문제들(방광염)	걱정. 오래된 생각들에 집착함. 보내는 것을 두려워함. 진절머리가 남.	나는 오래된 것을 편안하고도 쉽게 놓아 버리고 새로운 것을 환영한다. 나는 안전하다.
방광염 (참조: 방광의 문제들)		

문제	예상 가능한 원인	새로운 생각 유형
배멀미 (참조: 동요병)	두려움. 죽음에 대한 두려움. 통제에 대한 결여.	나는 이 우주에서 완전히 안전하다. 나는 어디에 있든지 평화롭다. 나는 삶을 믿는다.
백내장	기쁨으로 내다볼 수 없음. 어두운 미래.	인생은 영원하며 기쁨으로 가득 차 있다.
백대하 (참조: 여성 문제들, 질염)	반대 성에 대해 여성이 무력하다는 신념. 애인에 대한 분노.	나는 모든 나의 경험을 창조한다. 나는 힘이다. 나는 나의 여성성을 기뻐한다. 나는 자유다.
백반	완전히 바깥으로 겉도는 느낌. 소속되지 않음. 단체의 일원이 아님.	나는 삶의 가장 중심에 있으며 나는 사랑에 온전히 연결되어 있다.
백선(도장 부스럼)	당신의 피부에 다른 것들이 침투하도록 허용함. 충분히 좋거나 충분히 깨끗하다는 느낌이 들지 않음.	나는 나 자신을 사랑하고 인정한다. 어떠한 사람도, 장소도, 사물도 나를 지배하는 힘을 가지지 않는다. 나는 자유롭다.

문제	예상 가능한 원인	새로운 생각 유형
백혈병 (참조: 혈액 문제들)	잔인하게 끝장이 난 영적인 감흥. "무슨 소용이 있는가?"	나는 과거의 제한을 초월하여 지금의 자유 속으로 이동한다. 나인 것은 안전하다.
베인 상처 (참조: 상처, 외상)	당신 자신의 규칙을 따르지 않는 것에 대한 처벌.	나는 보상이 가득한 삶을 창조한다.
변비	묵은 생각들을 놓아주는 것을 거부함. 과거에 갇혀 있음. 가끔 인색함.	내가 과거를 놓아주는 대로 새롭고 신선하고 활기찬 것이 들어온다. 나는 나를 통해 삶이 흘러가는 것을 허락한다.
병적 기아 상태 [복통, 수면, 자발성 구토가 일어날 때까지 계속 먹어 대는 상태]	절망적인 공포. 자기혐오로 정신없이 서둘러 쑤셔넣기와 배출하기.	나는 삶 자체로부터 사랑받고 영양을 받으며 지지받는다. 내가 살아 있는 것은 안전하다.
복부 경련	두려움. 과정의 중지.	나는 삶의 과정을 믿는다. 나는 안전하다.

문제	예상 가능한 원인	새로운 생각 유형
봉와직염	축적된 분노와 자기처벌.	나는 타인을 용서한다. 나는 나 자신을 용서한다. 나는 삶을 사랑하고 즐길 자유가 있다.
부신의 문제 (참조: 에디슨 병, 쿠싱병)	패배주의. 더 이상 자신을 돌보고 싶지 않음. 걱정.	나는 나 자신을 사랑하고 인정한다. 나 자신을 돌보는 것은 안전하다.
부스럼 (참조: 종기)		
부종 (참조: 체액을 함유하고 있는, 종창)	당신은 무엇을 또는 누구를 놓아주려 하지 않는가?	나는 기꺼이 과거를 놓아준다. 내가 내보내는 것은 안전하다. 나는 이제 자유다.
불감증	두려움. 쾌감의 거부. 성관계는 나쁘다는 믿음. 감각이 둔한 배우자. 아버지에 대한 두려움.	내가 나 자신의 몸을 즐기는 것은 안전하다. 나는 내가 여성이라는 것이 기쁘다.

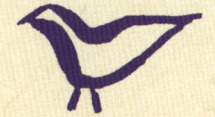

문제	예상 가능한 원인	새로운 생각 유형
불면증	두려움. 삶의 과정을 신뢰하지 않음. 죄책감.	나는 사랑스럽게 하루를 보내고 평화로운 잠에 빠져 들며, 내일은 내일의 태양이 뜬다는 것을 알고 있다.
불안, 초조 [빈맥, 발한, 진전이 수반된 비생리적 불안]	삶의 흐름과 과정을 믿지 않음.	나는 나를 사랑하고 인정하며, 삶의 과정을 믿는다. 나는 안전하다.
불임증	두려움과 삶의 과정에 대한 저항, 또는 육아 경험을 하는 것을 필요로 하지 않음.	나는 삶의 과정을 신뢰한다. 나는 언제나 올바른 곳에 있고, 올바른 일을 하며, 올바른 때에 있다. 나는 나 자신을 사랑하고 인정한다.
불치 [불치병]	외부적인 것에 의해 치료될 수 없는 시점을 의미한다. 우리는 효과적인 치료를 위해 내면으로 더 나아가야 한다. 그것은 어디로부터도 오지 않았고, 아무 데도 돌아가지 않을 것이다.	기적은 매일 일어난다. 나는 이것을 만들어 내는 패턴을 해소하기 위해 내면으로 들어가고, 나는 이제 신성의 치료를 받아들인다. 정말이지 그러하다.

문제	예상 가능한 원인	새로운 생각 유형
브라이트 병 [단백뇨를 동반한 신장염] (참조: 신장염)	제대로 하거나 충분히 잘할 수 없는 아이와 같은 기분. 실패. 상실.	나는 나 자신을 사랑하고 인정한다. 나는 나를 보살핀다. 나는 언제나 충분히 감당할 수 있다.
비장 	강박관념. 어떤 것들에 대해 사로잡혀 있음.	나는 나 자신을 사랑하고 인정한다. 나는 삶의 과정이 나를 위해 그곳에 있다는 것을 믿는다. 나는 안전하다. 모든 것이 다 좋다.
빈혈	"네-하지만"의 태도. 기쁨의 결핍. 삶에 대한 두려움. 충분히 좋은 기분을 느끼지 않음.	내가 삶의 모든 영역에서 기쁨을 경험하는 것은 안전하다. 나는 삶을 사랑한다.
뼈 (참조: 골격)	우주의 구조를 나타냄.	나는 잘 구조화되어 있고 조화롭게 되어 있다.
뼈의 문제들		

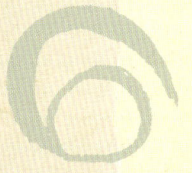

문제	예상 가능한 원인	새로운 생각 유형
– 파괴/골절 [골 구조의 연속성이 단절됨]	권력에 대한 저항.	나의 세상에서 나는 나 자신의 권위 자이다. 그러므로 나는 내 마음속에서 생각하는 유일한 사람이다.
– 기형 (참조: 골수염, 골다공증)	정신적 압박과 긴장. 근육이 뻗어지지 않음. 정신적 유동성의 상실.	나는 내 삶에서 충분히 숨 쉰다. 나는 긴장을 풀고 삶의 흐름과 과정을 신뢰한다.
사마귀	증오의 작은 표출. 추함에 대한 믿음.	나는 풍부하게 표현된 삶의 사랑과 아름다움이다.
사망	삶의 영화를 떠나려는 것을 나타냄.	나는 즐겁게 경험의 새로운 단계로 이동한다. 모든 것이 다 좋다.
상처 (참조: 베인 상처, 외상)	분노와 자기 자신에 대한 죄책감.	나는 나 자신을 용서하고 나 자신을 사랑하는 것을 선택한다.

문제	예상 가능한 원인	새로운 생각 유형
새치	스트레스, 압박과 긴장 속에 있다는 믿음.	나는 나의 삶의 모든 분야에서 평화롭고 편안하다. 나는 강하고 능력있다.
생식기	남성과 여성의 원리를 나타냄.	내가 나인 것은 안전하다.
– 문제들	충분히 좋지 못하다는 근심.	나는 삶에 있어 나 자신의 표현을 즐긴다.
선(腺) [물질을 분비, 배출하는 세포 집단]	보유하는 기관을 나타냄. 자발적 활동.	나는 나의 세계에서 창조적인 힘이다.
선(腺) 문제들	문득문득 떠오르는 생각들을 퍼뜨리지 못함. 망설임.	나는 내게 필요한 신성의 생각들과 행동 모두를 가지고 있다. 나는 바로 지금 앞으로 움직인다.
선열(腺熱) (참조: 전염성 단핵세포증다증)		

문제	예상 가능한 원인	새로운 생각 유형
설사	두려움. 거부. 흘러넘침.	나의 섭취, 흡수, 배출은 완벽한 질서 속에 있다. 나는 삶에 있어 평화롭다.
섬유성 종양과 낭종 (참조: 여성 문제들)	배우자로부터 받은 상처를 간호함. 여성적 자아감에 대한 충격.	나는 이러한 경험을 끌어당기는 내 안의 패턴을 놓아준다. 나는 내 삶에서 좋은 것만 창조한다.
성병 (참조: 에이즈, 임질, 헤르페스, 매독)	성적 죄책감. 처벌에 대한 욕구. 생식기가 죄스럽거나 더럽다는 신념. 상대를 학대함.	나는 사랑스럽고 기쁘게 나의 성적 취향과 그것의 표현을 받아들인다. 나는 오직 나를 지지하고 나의 기분을 좋게 하는 생각들만 받아들인다.
성장	그들의 오래된 상처들을 간호함. 억울함이 쌓임.	나는 쉽게 용서한다. 나는 나 자신을 사랑하고 칭찬하는 생각들로써 나에게 보답한다.
소결절 [단단하게 만져지는 작은 융기]	직장 생활에서의 억울함과 불만, 그리고 상처 받은 자아.	나는 내 안의 미루는 행동 패턴을 놓아버리고 이제 성공이 나의 것이 되도록 한다.

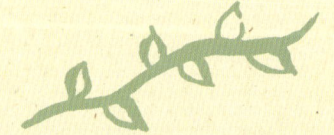

문제	예상 가능한 원인	새로운 생각 유형
소발작 (참조: 간질)		
소양증(가려움증)	아주 작은 것에 대항하려는 욕구. 불만족. 후회. 나가고 싶어 못 견디거나 도망가고 싶어 못 견딤.	나는 내가 있는 바로 거기에서 평화롭다. 나는 나의 장점을 받아들이고, 나의 모든 요구와 욕망은 이루어질 것임을 알고 있다.
소화성 궤양 (참조: 가슴앓이, 위장 문제들, 궤양)	두려움. 자신이 충분히 좋지 못하다는 믿음. 유능하지 않다는 믿음. 기쁨을 간절히 원함.	나는 나 자신을 사랑하고 인정한다. 나는 나 자신과 함께 평화롭다. 나는 훌륭하다.
소화 장애	소화기 수준의 두려움, 공포, 걱정. 불만과 불평.	나는 평화롭고 즐겁게 모든 새로운 경험을 소화하고 흡수한다.
손 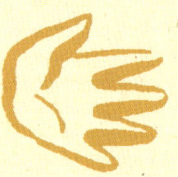	잡고 만짐. 움켜쥠. 붙잡고 놓아주기. 어루만짐. 꼬집기. 경험을 다루는 모든 방식들.	나는 사랑과 기쁨과 편안함으로 나의 모든 경험을 다룰 것을 선택한다.

문제	예상 가능한 원인	새로운 생각 유형
손가락	삶의 세부적인 것들을 나타냄.	나는 삶의 세부적인 것에서 편안하다.
– 엄지	지적 능력과 근심을 나타냄.	나의 마음은 편안하다.
– 검지	자아와 두려움을 나타냄.	나는 안전하다.
– 중지	분노와 성적 취향을 나타냄.	나는 나의 성적 취향에 있어 편안하다.
– 약지	결속과 비통함을 나타냄.	나는 평화롭게 사랑하고 있다.
– 소지	가족과 겉치레를 나타냄. 앞으로 나가게 하는 과정의 장애.	나는 스스로 삶에서 가족과 함께 한다.
손목	움직임과 손쉬움을 나타냄.	나는 지혜와 사랑과 편안함으로 나의 모든 경험들을 다룬다.

문제	예상 가능한 원인	새로운 생각 유형
손목터널 증후군 (참조: 손목)	삶에서 보이는 부당함에 대한 분노와 좌절.	나는 이제 기쁘고 풍요로운 삶을 창조하기로 선택한다. 나는 마음이 편안하다.
손톱	보호를 나타냄.	나는 안전하게 손을 뻗는다.
손톱 물어뜯기	불만. 자신을 먹어 없앰. 부모에 대한 앙심.	내가 성장하는 것은 안전하다. 나는 이제 기쁨과 편안함으로 나 자신의 삶을 다룬다.
수두 (참조: 대상 포진)		
수지관절염	처벌하려는 욕망. 비난. 희생양이 되었다는 느낌.	나는 사랑과 이해로 바라본다. 나는 나의 모든 경험을 사랑의 빛으로 비추어 본다.

문제	예상 가능한 원인	새로운 생각 유형
수포 [물집]	저항. 정서적인 보호의 결여.	나는 삶과 모든 새로운 경험과 함께 부드럽게 흘러간다. 모든 것이 다 좋다.
습진	숨 막히는 적개심. 정신적 폭발들.	조화와 평화, 사랑과 기쁨이 나를 감싸고 내안에 깃든다. 나는 안전하고 걱정이 없다.
식욕		
– 과잉	두려움. 보호를 필요로 함. 감정들을 판단함.	나는 안전하다. 느끼는 것은 안전하다. 나의 느낌은 정상이고 받아들일 수 있다.
– 감퇴 (참조: 식욕 부진)	두려움. 자신을 보호함. 삶을 믿지 않음.	나는 자신을 사랑하고 인정한다. 나는 안전하다. 삶은 안전하고 즐겁다.

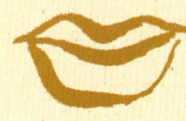

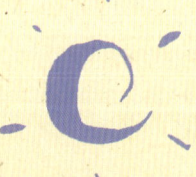

문제	예상 가능한 원인	새로운 생각 유형
식욕 부진 (참조: 식욕 감퇴)	자신의 삶을 부정함. 극도의 두려움, 자기혐오와 거부.	나로 있는 것은 안전하다. 나는 그저 나 자신인 것에 경이롭다, 나는 살기를 선택한다. 나는 기쁨과 자신을 받아들이기를 선택한다.
식중독	타인이 통제하는 것을 허락함. 무방비의 느낌.	나는 나의 인생에 있어 어떠한 것이 오더라도 소화시킬 강인함, 힘 그리고 기술을 가지고 있다.
신경	의사소통을 나타냄. 수용적인 기자들.	나는 쉽고 기쁘게 의사소통한다.
신경쇠약	자기중심. 의사소통의 경로들이 방해를 받음.	나는 내 마음을 열고 오직 사랑스러운 의사소통을 창조한다. 나는 안전하다. 나는 잘 지낸다.
신경질(체질성 신경쇠약)	두려움, 걱정, 투쟁, 조급함. 삶의 과정을 신뢰하지 않음.	나는 영원히 끝없는 여정 속에 있고, 그곳에는 충분한 시간이 있다. 나는 가슴으로 이야기를 나눈다. 모든 것이 다 좋다.

문제	예상 가능한 원인	새로운 생각 유형
신경통	죄에 대한 처벌. 의사소통이 괴로움.	나는 나 자신을 용서한다. 나는 나 자신을 사랑하고 인정한다. 나는 사랑으로 이야기한다.
신우신염 (참조: 요로 감염)		
신장 결석	용해되지 않는 분노의 응어리들.	나는 과거의 모든 문제들을 쉽게 용해하여 없앤다.
신장염 (참조: 브라이트 병)	실망이나 실패에 대한 과민 반응.	나의 삶에서는 오직 옳은 활동만이 일어나고 있다. 나는 옛것을 놓아버리고 새것을 환영한다. 모든 것은 다 좋다.
신장의 문제들	비판, 실망, 실패. 수치심. 어린아이처럼 반응함.	나의 삶에서 신성의 올바른 활동은 언제나 일어난다. 각각의 경험으로부터 오직 좋은 것만이 온다. 성장하는 것은 안전하다.

문제	예상 가능한 원인	새로운 생각 유형
신체의 오른쪽	내어 줌, 놓아줌, 남성적 에너지, 남성, 부성.	나는 나의 남성적 에너지에 대해 쉽고 수월하게 균형을 유지한다.
신체의 왼쪽	이해력, 받아들임, 여성적 에너지, 여성, 모성을 나타냄.	나의 여성적 에너지는 아름답게 균형 잡혀 있다.
실신 　[일과성의 혈관신경반응] (참조: 혈관미주신경 발작)	두려움. 대응할 수 없음. 의식을 잃음.	나는 내 삶에서 힘과 강인함, 그리고 모든 것을 다룰 수 있는 지식을 가지고 있다.
심근경색 　(참조: 심장발작)		
심장 　(참조: 혈액)	사랑과 안전의 중심을 표현한다.	나의 심장은 사랑의 리듬으로 뛴다.
－ 발작 　(심근 경색) (참조: 관상동맥 혈전증)	돈이나 지위 등을 위해 심장의 기쁨을 모두 쥐어짜냄.	나는 기쁨을 나의 심장의 중심에 되돌려 놓는다. 나는 모든 것에 대해 사랑을 표현한다.

문제	예상 가능한 원인	새로운 생각 유형
– 문제들	오래 지속된 감정적 문제. 기쁨의 결여. 굳어진 심장. 긴장과 스트레스에 대한 믿음.	기쁨. 기쁨. 기쁨. 나는 사랑스럽게 기쁨이 나의 마음과 몸 그리고 경험을 통해 흐르도록 허락한다.

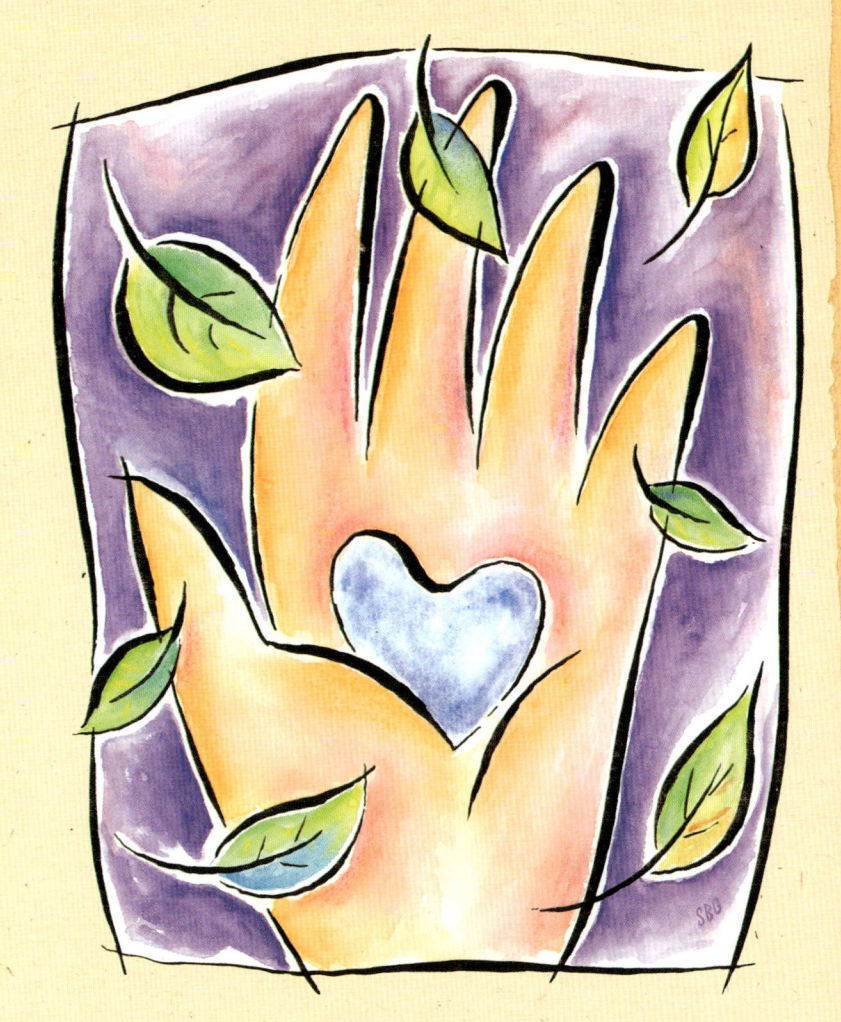

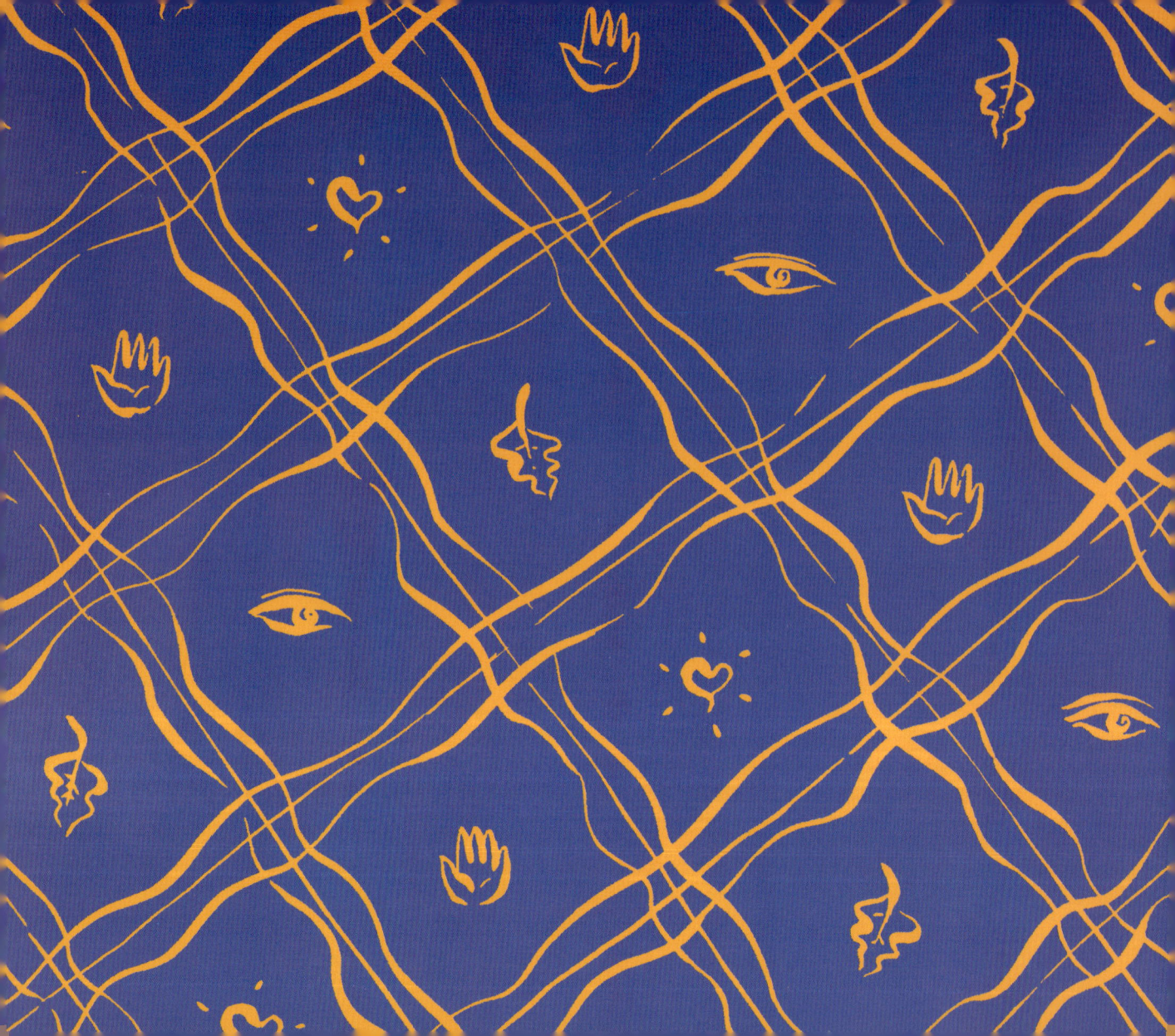

문제	예상 가능한 원인	새로운 생각 유형
아관긴급[개구불능] (참조: 파상풍)	분노. 통제하려는 욕구. 감정을 표현하는 것에 대한 거부.	나는 삶의 과정을 신뢰한다. 나는 쉽게 내가 원하는 것을 요청한다. 삶은 나를 지지한다.
아구창 (참조: 칸디다, 입, 효모 감염)	잘못된 결정을 한 것에 대한 분노.	나는 내가 변화하는 것에 자유롭다는 것을 알기에 사랑스럽게 나의 결정을 받아들인다. 나는 안전하다.
아데노이드	가족 사이의 마찰과 분쟁. 어느 면에서 환영받지 못했다고 느끼는 아이.	나는 이 아이를 원하고, 환영하며, 깊이 사랑한다.
안구	과거, 현재 그리고 미래를 명확히 볼 수 있는 능력.	나는 사랑과 기쁨으로 본다.
안구 문제들 (참조: 맥립종)	당신 자신의 삶에서 당신이 보는 것들을 좋아하지 않음.	나는 이제 내가 보고 싶어 하는 삶을 창조한다.
- 난시	나는 문제야. 자신을 실제로 보는 것에 대한 두려움.	나는 이제 기꺼이 나 자신의 아름다움과 훌륭함을 본다.
- 백내장[수정체 혼탁]	기쁨으로 내다보는 능력이 없음.	어두운 미래. 삶은 영원하고 기쁨으로 가득 차 있다.

문제	예상 가능한 원인	새로운 생각 유형
– 소아	가정에서 이뤄지고 있는 것을 보기를 원치 않음.	이 아이의 주변에는 지금 조화와 기쁨과 미와 안전이 함께 한다.
– 사시 (참조: 각막염)	외부에서 일어나고 있는 일을 보고 싶지 않음. 교차된 목표들.	내가 보는 것은 안전하다. 나는 평화롭다.
– 원시	현실에 대한 두려움.	내가 지금 여기에 있는 것은 안전하다. 나는 명확히 그것을 본다.
– 녹내장[망막 이상]	냉정하게 용서하지 않음. 오래 지속된 상처들로부터 받는 압박감. 그 모든 것에 의해 압도됨.	나는 사랑과 친절을 가지고 본다.
– 근시 (참조: 근시)	미래에 대한 두려움.	나는 신성의 보호를 받아들이고, 나는 언제나 안전하다.
–외사시	현재, 바로 이곳을 바라보는 것에 대한 두려움.	나는 바로 지금 나 자신을 사랑하고 인정한다.
안면	우리가 세상을 보여 주는 것을 나타냄.	나인 것은 안전하다. 나는 내가 누구인지 표현한다.
안면신경마비 (참조: 마비)	분노를 극도로 통제함. 느낌을 표현하는 것을 꺼림.	내가 나의 느낌을 표현하는 것은 안전하다. 나는 자신을 용서한다.

문제	예상 가능한 원인	새로운 생각 유형
알레르기 (참조: 고초열)	당신은 누구에게 알레르기 반응을 일으키는가? 당신 자신의 힘을 부정함.	세상은 안전하고 친근하다. 나는 안전하다. 나는 삶과 함께 평화롭다.
알츠하이머병 (참조: 치매, 노망)	세상을 있는 그대로 다루기를 거부함. 절망과 무기력함. 분노.	나에게는 세상을 경험할 새롭고 나은 길이 항상 있다. 나는 과거를 용서하고 놓아준다. 나는 즐거움을 향해 움직인다.
알코올 중독	"이게 다 무슨 소용인가?"라는 쓸모없음, 죄책감, 불완전함을 느낌. 자신을 거부함.	나는 현재를 살고 있다. 매 순간이 새롭다. 나는 나 자신의 가치를 보기를 선택한다. 나는 자신을 사랑하고 인정한다.
암	깊은 상처. 오래 계속되는 억울함. 자신을 갉아먹는 깊은 비밀이나 슬픔. 증오로 투덜거림. "무슨 소용이야?"	나는 사랑스럽게 과거의 모든 것을 용서하고 놓아준다. 나는 나의 세계를 기쁨으로 채우기로 선택한다. 나는 나 자신을 사랑하고 인정한다.

문제	예상 가능한 원인	새로운 생각 유형
어깨 (참조: 관절, 굽은 등)	삶에서 우리의 경험들을 즐겁게 운반하는 능력을 나타냄. 우리는 우리의 마음가짐에 의해 삶을 무거운 짐으로 만든다.	나는 모든 나의 경험들이 즐겁고 사랑스럽게 되도록 허용하는 것을 선택한다.
엉덩이(둔부)	힘을 나타냄. 엉덩이가 감소하면 힘이 줄어드는 것.	나는 내 힘을 현명하게 사용한다. 나는 강하다. 나는 안전하다. 모든 것이 다 좋다.
에디슨 병 (참조: 부신의 문제)	정서적으로 심각한 영양 결핍, 자신에 대한 분노.	나는 사랑으로 나의 몸과 마음, 나의 정서를 돌본다.
에이즈	방어하지 못하고 절망적으로 느낌. 어느 누구도 신경을 쓰지 않음. 충분하지 않다는 강한 믿음. 자신을 거부함. 성적 죄의식.	나는 우주적인 표현의 한 부분이다. 나는 중요하고 삶 그 자체는 나를 사랑한다. 나는 강하며, 유능하다. 나는 자신의 모든 것을 사랑하고 감사한다.
엡스타인-바 바이러스[발암 바이러스]	인간의 한계 너머로 몰아붙임. 충분히 잘되지 않는 것에 대한 두려움. 모든 내적 지지물이 쏟아져 나옴. 스트레스 바이러스.	나는 긴장을 풀고 나 자신의 가치를 인식한다. 나는 충분히 좋다. 삶은 쉽고 기쁘다.

여드름 (참조: 개방성 여드름, 폐쇄성 여드름)	자신을 받아들이지 못함. 자신을 싫어함.	나는 삶의 신성한 표현이다. 지금 내가 어디에 있든지 나는 자신을 사랑하고 받아들인다.
여성 문제들 (참조: 무월경, 월경곤란증, 섬유성 종양, 백대하, 월경 문제들, 질염)	자기 자신을 부인함. 여성스러움을 거부함. 여성의 관습을 거부함.	나는 나의 여성성을 즐긴다. 나는 내가 여성임을 사랑한다. 나는 나의 몸을 사랑한다.
염좌	분노와 저항. 삶에서 어떠한 방향으로 이동하는 것을 원치 않음.	나는 나를 오직 최상의 좋은 것으로 데려다 주는 삶의 과정을 믿는다. 나는 평화롭다.
염증 (참조: ~염증)	두려움. 몹시 화를 냄. 흥분된 생각.	나의 생각은 평화롭고 고요하며 중심에 있다.
~염증 (참조: 염증)	당신이 당신의 삶에서 지켜보고 있는 상황에 대한 분노와 좌절.	나는 기꺼이 비판하는 모든 패턴들을 바꾼다. 나는 나 자신을 사랑하고 인정한다.

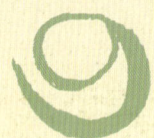

문제	예상 가능한 원인	새로운 생각 유형
오한	정신적인 위축이 왔다 갔다 함. 떨어져 있고 싶음. "나 혼자 내버려두세요."	나는 항상 안전하고 위험이 없다. 사랑이 나를 감싸 안고 있으며 나를 보호한다. 모든 것이 다 좋다.
옻나무 독(덩굴옻나무)	무방비하고 공격에 노출된 느낌.	나는 힘이 있고 안전하며 또 안심한다. 모든 것이 다 좋다.
외사시 (참조: 안구 문제들)		
외상 (참조 : 베인 상처, 상처)	자기 자신에 대한 분노. 죄의식을 느낌.	나는 이제 긍정적인 방식으로 분노를 놓아준다. 나는 나 자신을 사랑하고 인정한다.
요도염	분노의 감정. 진절머리가 남. 비난.	나는 오직 나의 삶에서 기쁜 경험만을 창조한다.
요로 감염 (참조: 방광염, 신우신염)	짜증남. 주로 성적 상대나 애인에 대한 것. 타인을 비난함.	나는 이러한 상황을 만든 나의 의식 패턴을 놓아버린다. 나는 기꺼이 변화한다. 나는 나 자신을 사랑하고 인정한다.

문제	예상 가능한 원인	새로운 생각 유형
우발 증상[갑작스러운 증상]	자신에 대해 말하지 못함. 권위에 대한 항거, 폭력을 믿음.	나는 이것을 일으킨 내 안의 경향성들을 놓아둔다. 나는 평화롭다. 나는 소중하다.
우울증	가져야 할 권리를 가지지 못한 당신이 느끼는 분노, 절망.	나는 이제 다른 사람들의 두려움과 극한을 넘어서 간다. 나는 내 삶을 창조한다.
울음	눈물은 슬플 때나 두려울 때뿐만 아니라 기쁠 때도 흘리는 인생의 강물이다.	나는 나의 모든 감정들에 있어 평화롭다. 나는 자신을 사랑하고 인정한다.
울혈, 충혈 (참조: 기관지염, 감기, 인플루엔자)		
원시 (참조: 안구 문제들)		
월경곤란증 (참조: 여성 질환들, 월경 문제들)	자신에 대한 분노. 신체 혹은 여성에 대한 분노.	나는 나의 몸을 사랑한다. 나는 나 자신을 사랑한다. 나는 나의 모든 순환주기들을 사랑한다. 모든 것이 다 좋다.

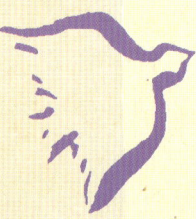

문제	예상 가능한 원인	새로운 생각 유형
월경 문제들 (참조: 무월경, 월경곤란증, 여성 문제들)	자신의 여성스러움을 거부함. 죄책감, 두려움. 생식기는 죄스럽거나 더럽다는 믿음.	나는 여성으로서의 나의 완전한 힘을 받아들이고, 신체의 모든 과정들을 정상적이고 자연스러운 것으로 받아들인다. 나는 나 자신을 사랑하고 인정한다.
위	음식물을 보유함. 아이디어를 소화함.	나는 쉽게 삶을 소화한다.
위염 (참조: 위장 문제들)	오래 지속된 불확실성. 비관적 느낌	나는 나 자신을 사랑하고 인정한다. 나는 안전하다.
위장 문제들 (참조: 위염, 가슴앓이, 소화성 궤양, 궤양)	두려움. 새로운 것에 대한 두려움. 새로운 것을 완전히 소화하지 못함.	삶은 나와 마음이 일치한다. 나는 매일 매순간마다 새로운 것을 소화한다. 모든 것이 다 좋다.
유년기의 질병들	역법, 사회적 관념 그리고 잘못된 법에 대한 믿음. 그들을 둘러싼 어른들의 유치한 행동.	이 아이는 영적으로 보호되고 사랑에 의해 감싸진다. 우리는 정신적인 면역력을 요구한다.

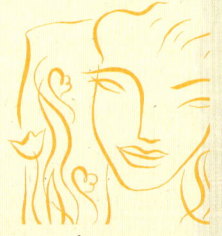

문제	예상 가능한 원인	새로운 생각 유형
유뇨증(야뇨증)	부모에 대한 두려움, 보통 아버지에 대한 두려움.	이 아이를 사랑과 연민과 이해로 바라본다. 모든 것이 다 좋다.
유산(자연유산)	두려움. 미래에 대한 두려움. "지금 말고—나중에" 부적절한 시기 선택.	신성의 올바른 행위가 나의 삶 속에서 언제나 일어나고 있다. 나는 나 자신을 사랑하고 인정한다. 모든 것이 다 좋다.
유선염 (참조: 유방 문제들)		
유약함	심적인 휴식의 필요.	나는 나의 마음에게 즐거운 휴가를 준다.
유양돌기염	분노와 좌절. 무슨 일이 진행되는지 듣지 않으려는 욕구. 일반적으로 아이들에게 일어남. 이해심을 오염시키는 두려움.	신성한 평화와 조화가 나를 둘러싸고 내 안에 존재한다. 나는 평화와 사랑과 기쁨의 오아시스이다. 나의 세상에서 모든 것은 다 좋다.

문제	예상 가능한 원인	새로운 생각 유형
유행성 감기 (참조: 인플루엔자)		
유행성 결막염 (참조: 결막염)	분노와 좌절. 보기를 원하지 않음.	나는 올바르게 되려는 욕구를 놓아준다. 나는 평화롭다. 나는 나 자신을 사랑하고 인정한다.
음문 [여성 외생식기]	상처받기 쉬운 것을 나타냄.	연약한 것은 안전하다.
이명(귀울음)	듣기를 거부함. 내면의 목소리를 듣지 않음. 완고함.	나는 나의 높은 자아를 믿는다. 나는 사랑으로 나의 내면의 목소리를 듣는다. 나는 사랑의 행동이 아닌 모든 것들을 놓아버린다.
이질	두려움 그리고 격렬한 분노.	나는 나의 마음에 평화로움을 창조하고 나의 몸에 이 평화를 나타낸다.

문제	예상 가능한 원인	새로운 생각 유형
– 아메바성 이질	그들이 고의적으로 당신을 따돌린다는 믿음.	내가 나의 세상에서 힘과 권력이다. 나는 평화롭다.
– 세균성 이질	억압과 절망.	나는 생기와 에너지와 삶의 기쁨으로 채워져 있다.
인플루엔자 (참조: 호흡기 질환)	부정적 성향과 믿음의 덩어리에 대한 반응. 두려움. 통계 자료에 대한 믿음.	나는 집단의 믿음 혹은 연례 행사를 넘어 존재한다. 나는 모든 혼잡과 영향을 미치는 것으로부터 자유롭다.
인후	표현의 길. 창조력의 통로.	나는 마음을 열고 사랑의 기쁨을 노래한다.
– 문제들 (참조: 인후통)	자기 자신을 위해 큰 소리로 말하지 못함. 삼켜 버린 분노. 숨이 막힌 창조성. 변화에 대한 거부.	크게 떠드는 것은 괜찮다. 나는 자유롭고 즐겁게 나 자신을 표현한다. 나는 쉽게 나 자신을 위해 큰 소리로 말한다. 나는 나의 창조성을 표현한다. 나는 기꺼이 변화한다.

문제	예상 가능한 원인	새로운 생각 유형
인후통 (참조: 편도주위농양, 인후, 편도선염)	화가 난 말들을 가지고 있음. 자신을 표현할 수 없는 기분.	나는 모든 구속들을 내려놓으며 나는 나인 것이 자유롭다.
임질 (참조: 성병)	나쁜 사람이기 때문에 처벌이 필요함.	나는 나의 몸을 사랑한다. 나는 나의 성적 취향을 사랑한다. 나는 나를 사랑한다.
입	새로운 아이디어와 영양분을 받아들이는 것을 나타냄.	나는 사랑으로 나 자신에게 영양을 공급한다.
– 문제들	고집을 세움. 닫힌 마음. 새로운 아이디어를 받아들이지 못함.	나는 새로운 아이디어와 개념들을 환영하며 그것들이 소화되고 흡수되도록 준비시킨다.
입냄새 (참조: 구취)	분노와 복수하려는 생각들. 퇴보하는 경험들.	나는 사랑으로 과거를 놓아준다. 나는 오직 사랑만을 말하기를 선택한다.

문제	예상 가능한 원인	새로운 생각 유형
잇몸 문제들	결정을 지지하지 못함. 삶에 대해 우유부단함.	나는 결단력 있는 사람이다. 나는 사랑으로 마무리하고 나 자신을 지지한다.
잇몸 출혈	살면서 내린 결정 속에서 기쁨이 결여됨.	나는 나의 삶에서 언제나 옳은 행동이 일어난다고 믿는다. 나는 평화롭다.
자궁	창조성의 발상지를 나타냄.	나는 내 몸 안의 고향에 있다.
자궁내막증	불안, 실망 그리고 좌절. 달콤한 것으로 자기애를 대신함. 비난하는 사람들.	나는 힘이 있으면서도 매력적이다. 여성이 되는 것은 멋지다. 나는 나 자신을 사랑하고 나는 만족한다.
자살	삶을 단지 흑백논리로만 보기. 또 다른 탈출구 보기를 거부함.	나는 가능성들의 완전함 속에 살고 있다. 항상 또 다른 방법이 있다. 나는 안전하다.

문제	예상 가능한 원인	새로운 생각 유형
장 (참조: 결장)	동화. 흡수. 편안한 배설.	나는 내가 알아야 할 모든 것을 편안하게 동화하고 흡수하며, 과거를 기쁘게 놓아준다.
장	부산물을 방출하는 것을 나타냄.	보내는 것은 쉽다.
– 문제들	오래되거나 더 이상 쓸모없는 것을 보내는 것에 대한 두려움.	나는 자유롭고, 오래된 것을 쉽게 내보내고, 새로운 것을 환영한다.
저혈당증	삶의 무게에 압도당함. "무슨 소용이 있단 말인가?"	나는 이제 나의 삶을 가볍고 쉽고 기쁘게 만들기로 선택한다.
전립선	남성적 원리를 나타냄.	나는 나의 남성다움을 받아들이고 기뻐한다.
전립선 문제들	남성다움이 약해지는 것에 대한 정신적인 두려움들. 포기함. 성적인 압박과 죄책감. 노화에 대한 믿음.	나는 나 자신을 사랑하고 인정한다. 나는 나 자신의 힘을 받아들인다. 나는 정신적으로 영원히 젊다.

문제	예상 가능한 원인	새로운 생각 유형
점액장 (참조: 대장염, 결장, 장, 경련성 대장염)	층을 이루고 있는 오래된 퇴적물, 혼란스런 생각들이 배설 통로를 막고 있음. 과거의 끈적끈적한 수렁에서 뒹굴고 있음.	나는 과거를 놓아주고 녹여 버린다. 나는 명쾌하게 생각하는 사람이다. 나는 평화롭고 기쁘게 현재에 산다.
정강이	이상이 좌절됨. 정강이는 삶의 기준을 나타냄.	나는 사랑과 즐거움으로 나의 최상의 기준에 의지해 살아간다.
정맥류	당신이 싫어하는 상황에 서 있는 것. 좌절. 과로하고 너무 부담스런 느낌.	나는 진실 속에 서 있고 기쁨 속에서 살고 움직인다. 나는 삶을 사랑하고 자유롭게 순환한다.
정맥염 [정맥벽의 염증성 침윤, 혈전형성, 환부부종, 경직, 동통을 수반]	분노와 좌절. 한계에 대해 타인을 비난하는 것과 삶에 있어서 기쁨의 결여.	이제 기쁨이 내 안으로 자유롭게 흐르고 나는 삶에서 평화롭다.
정신의학적 질병 (참조: 정신 장애)		

문제	예상 가능한 원인	새로운 생각 유형
정신장애 (정신의학적 질병)	가족에게서 달아남. 현실 도피. 금단 현상. 삶으로부터 폭력적으로 고립됨.	이 마음은 진정한 정체성을 알고 있으며, 신성한 자기표현의 창조적 의미이다.
졸중 [급격하고 심한 발작] (참조: 뇌혈관 발작)	포기. 저항. "변하느니 차라리 죽겠다." 삶을 거부함.	삶은 변화이며, 나는 새로운 것에 쉽게 적응한다. 나는 과거, 현재 그리고 미래의 삶을 받아들인다.
종기(부스럼) (참조: 종창)	분노. 끓어오름. 분노로 속을 끓임.	나는 사랑과 기쁨을 표현하고 나는 평화롭다.
종양	오래된 상처와 충격들을 간호함. 후회가 쌓임.	나는 사랑스럽게 과거를 놓아주고 지금의 새로운 날에 주의를 돌린다. 모든 것이 다 좋다.
종창 (참조: 부종, 체액을 함유하고 있는)	생각에 고정됨. 막히고 고통스러운 생각들.	나의 생각들은 자유롭고 쉽게 흘러간다. 나는 쉽게 생각들을 통해 이동한다.

문제	예상 가능한 원인	새로운 생각 유형
종창, 큰 종기 (참조: 종기)	개인적 부당함에 대한 지독한 분노.	나는 과거를 놓아버리고 시간이 내 삶의 모든 영역을 치유하도록 한다.
좌골신경통	위선적임. 돈과 미래에 대한 두려움.	나는 더 큰 선함으로 들어간다. 나의 선함은 어디에나 있고, 나는 보호받으며 안전하다.
주름살	얼굴의 주름살은 마음의 축 처진 생각들로부터 온다. 삶의 분노.	나는 사는 기쁨을 표현하고 나 자신이 매일 매순간을 온전히 즐기도록 허락한다. 나는 다시 젊어진다.
중독 [정신적, 육체적 의존성]	자신에게서 달아남. 두려움. 자신을 사랑하는 방법을 알지 못함.	나는 지금 내가 얼마나 경이로운지를 발견한다. 나는 자신을 사랑하고 나를 즐기기를 선택한다.

문제	예상 가능한 원인	새로운 생각 유형
지방 (참조: 과체중)	신경과민. 자주 두려움을 표현하고 보호의 필요성을 드러냄. 두려움은 숨겨진 분노와 용서에 대한 저항을 숨기기 위한 위장일 수도 있다.	나는 신성의 사랑에 의해 보호되고 있다. 나는 항상 안전하고 걱정이 없다. 나는 기꺼이 자라서 내 삶의 책임을 진다. 나는 타인을 용서하고, 나는 이제 내가 원하는 방식으로 나 자신의 삶을 창조한다. 나는 안전하다.
— 팔	거부당한 사랑에 대한 분노.	내가 원하는 모든 사랑을 창조하는 것은 안전하다.
— 복부	거부당한 양육에 대한 분노.	나는 나 자신을 영적인 음식으로 양육하며, 나는 만족하고 자유롭다.
— 엉덩이	부모에 대한 완강한 분노의 덩어리.	나는 기꺼이 과거를 용서한다. 내가 나의 부모의 한계를 넘어가는 것은 안전하다.

문제	예상 가능한 원인	새로운 생각 유형
– 대퇴부	유년의 분노가 꽉 들어참. 아버지에 대한 잦은 격분.	나는 나의 아버지를 사랑스런 아이처럼 바라보고 쉽게 용서한다. 우리는 둘 다 자유롭다.
직장 (참조: 항문)		
진균 [곰팡이균]	썩은 믿음. 과거를 놓아주는 것을 거부함. 과거의 규칙을 현재에 적용함.	나는 현재의 순간에 기쁘고 자유롭게 산다.
진성 당뇨병 (참조: 당뇨병)		
질염 (참조: 여성 문제들, 백대하)	애인에 대한 분노. 성적 죄책감. 자기 자신을 처벌함.	타인은 내가 나 자신을 위해 가지고 있는 사랑과 인정을 잘 보여 준다. 나는 나의 성적 취향에 대해 기뻐한다.

문제	예상 가능한 원인	새로운 생각 유형
차멀미 (참조: 동요병)	두려움. 구속. 덫에 걸린 느낌.	나는 시간과 공간을 통해 쉽게 이동한다. 오직 사랑만이 나를 감싼다.
창만 [위장에 가스가 참] (참조: 가스통)		
척추	삶의 유연한 버팀대.	나는 삶으로부터 지지받고 있다.
척추 만곡(척추 측곡 후만증) (참조: 굽은 등)	삶이 지지하는 것과 함께 흘러가지 못함. 두려움과 오래된 생각들을 붙잡고 있으려 함. 삶을 신뢰하지 않음. 완전함의 결여. 확신의 용기가 없음.	나는 모든 두려움을 놓아준다. 나는 이제 삶의 과정을 믿는다. 나는 삶이 나를 위해 있다는 것을 안다. 나는 사랑으로 똑바로 당당하게 선다.
척추 수막염	격앙된 생각과 삶에 대한 격렬한 분노.	나는 모든 비난을 놓아주고 삶의 평화로움과 기쁨을 받아들인다.
척추 측만 (참조: 굽은 등, 척추 만곡)		

문제	예상 가능한 원인	새로운 생각 유형
천식 [발작적 호흡 곤란을 되풀이 함]	사랑에 질식함. 자기 자신을 위해 호흡하지 못함. 질식하는 느낌. 억압된 울음.	이제 자기 자신의 삶을 책임지는 것은 안전하다. 나는 자유로워지기를 선택한다.
– 유아들과 어린이들	삶의 두려움. 여기에 있기를 원하지 않음.	이 아이는 안전하고 사랑받는다. 이 아이는 환영받고 소중한 존재이다.
체액을 함유하고 있는 (참조: 부종, 종창)	무엇을 잃는 것을 두려워하는가?	나는 기꺼이 기쁘게 놓아준다.
체취	두려움. 자신을 싫어함. 타인에 대한 두려움.	나는 나 자신을 사랑하고 인정한다. 나는 안전하다.
촌충 [장내 기생충의 일종]	희생자이며 불결하다는 강한 믿음. 타인들의 보여지는 태도에 대한 무력감.	타인들은 내가 나 자신에 대해 갖고 있는 오직 좋은 느낌만을 반영한다. 나는 나의 전부를 사랑하고 인정한다.

문제	예상 가능한 원인	새로운 생각 유형
추간판 탈출증	온전히 삶으로부터 지지받지 못하는 느낌. 우유부단함.	삶은 나의 모든 생각들을 지지한다. 그러므로 나는 나 자신을 사랑하고 인정한다. 그리고 모든 것이 다 좋다.
출산	삶이라는 영화의 한 부분으로 들어오는 것을 의미함.	이 아이는 기쁘고 경이로운 새 삶을 지금 시작한다. 모든 것이 다 좋다.
출산 선천적 결손	카르마적임. 당신은 그 길을 가기를 선택하였다. 우리는 우리의 부모와 아이들을 선택했다. 마치지 못한 과업.	모든 경험은 우리의 성장 과정을 위해 완전한 것이다. 나는 내가 있는 곳에서 평화롭다.
출혈	기쁨의 고갈. 분노. 그러나 어디에?	나는 완벽한 리듬 속에서 표현하고 받아들이는 삶의 기쁨이다.
췌장	삶의 달콤함을 나타냄.	나의 삶은 달콤하다.

문제	예상 가능한 원인	새로운 생각 유형
췌장염	거부. 삶이 그것의 달콤함을 잃어버린 것 같기 때문에 분노하고 불만스러움.	나는 나 자신을 사랑하고 인정한다. 나는 나의 삶에서 홀로 달콤함과 기쁨을 창조한다.
치골	생식기의 보호를 나타냄.	나의 성적 취향은 안전하다.
치근막염 (참조: 농루증(膿漏症))		
치매 (참조: 알츠하이머병, 노망)	세상을 있는 그대로 다루려는 것에 대한 거부. 절망과 분노.	나는 나의 완벽한 장소에 있고 나는 항상 안전하다.
치아	결정을 나타냄.	
— 문제들 (참조: 치아 근관)	오래 지속된 우유부단함. 분석하고 결정하는 발상들이 파괴되는 것에 대한 무능력.	나는 진실의 원칙에 바탕을 둔 결정을 내린다. 그리고 나는 오직 내 삶에서 올바른 행동만이 일어난다는 것을 알기에 안전하게 휴식을 취한다.

문제	예상 가능한 원인	새로운 생각 유형
치아 근관 (참조: 치아)	더 이상 어떤 것도 베어 물 수 없음. 파괴되는.	뿌리 깊은 신념들.
치질 (참조: 항문)	마감일에 대한 두려움. 과거의 분노. 놓아버리는 것에 대한 걱정. 부담스런 느낌.	나는 사랑이 아닌 것들은 모두 놓아준다. 내가 하고 싶은 모든 것들을 위한 시간과 공간은 있다.
치핵 (참조: 치질)		

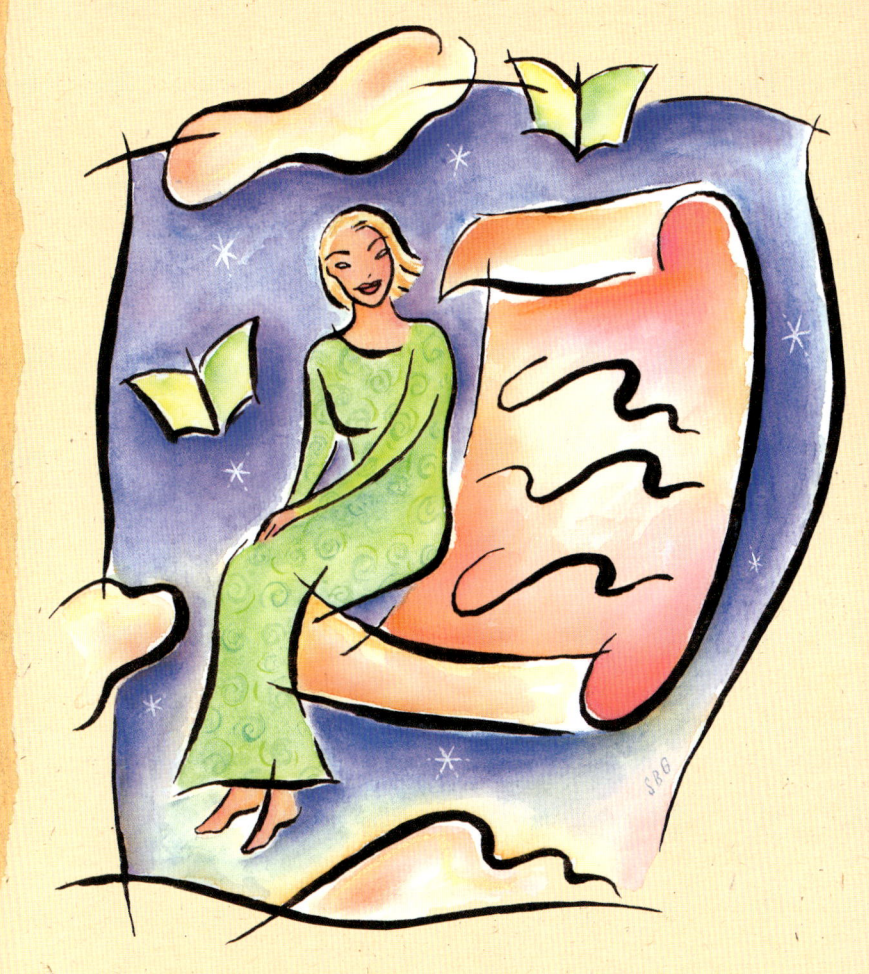

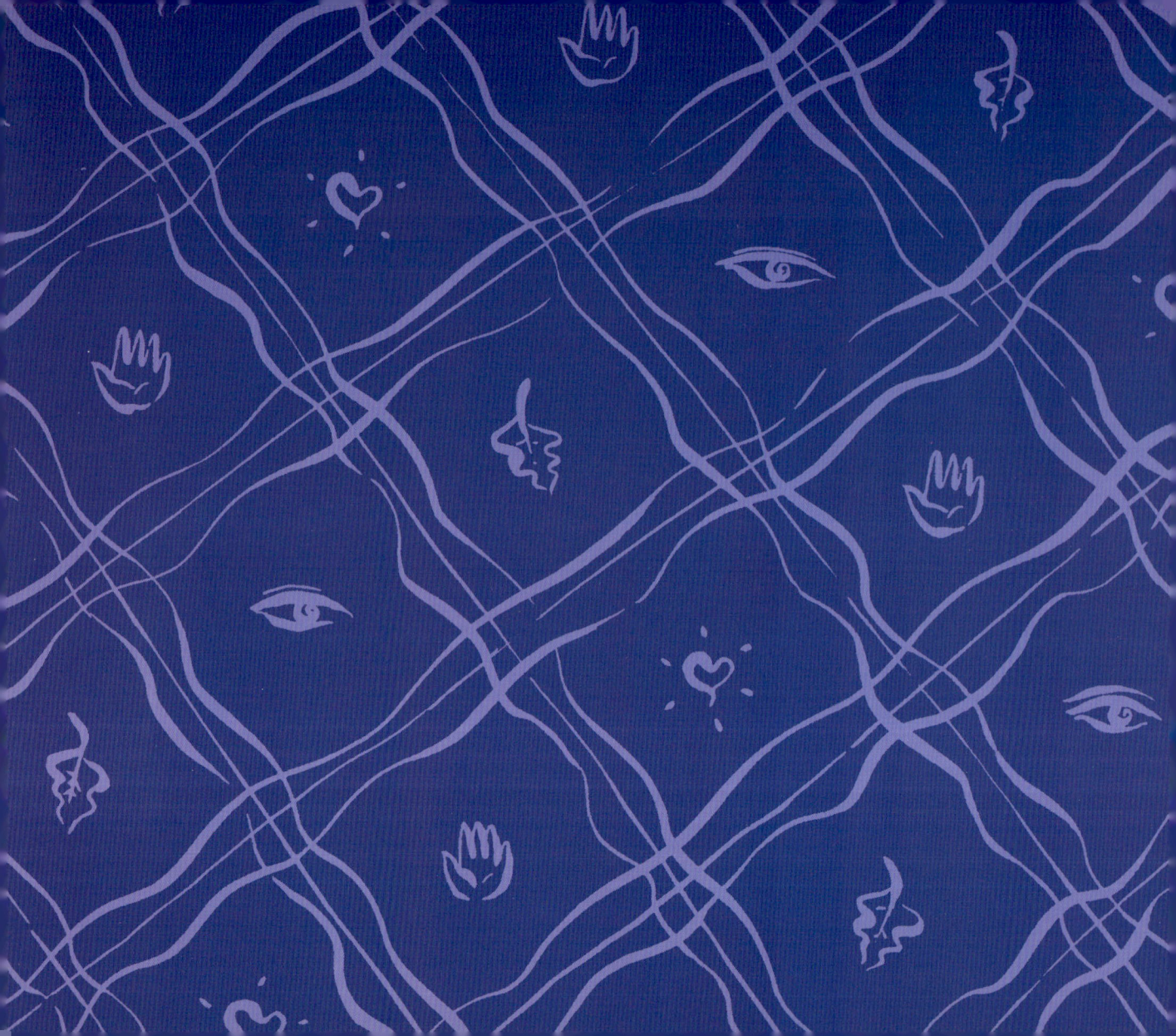

문제	예상 가능한 원인	새로운 생각 유형
칸디다(곰팡이증) (참조: 아구창, 효모 감염)	매우 산만한 느낌. 많은 불만과 분노. 관계에 있어서 요구를 하고 신뢰하지 않음. 거대하게 받아만 들이는 사람.	나는 나 자신이 내가 될 수 있는 모든 것이 되는 것을 허락하며, 나는 삶에서 가장 최상의 것을 받을 자격이 있다. 나는 나 자신과 타인을 사랑하고 감사한다.
코	자기 자신에 대한 인정을 나타냄.	나는 나 자신의 직관력을 인정한다.
− 코피	인정에 대한 욕구. 인정받지 못하거나 주목받지 못한다는 느낌. 사랑을 갈구하는 외침.	나는 나 자신을 사랑하고 인정한다. 나는 나 자신의 진정한 가치를 인정한다. 나는 멋지다.
− 콧물	도움을 요청함. 내면의 울음.	나는 나에게 좋은 방식으로 나 자신을 사랑하고 행동한다.
− 코막힘	자신의 가치를 인정하지 못함.	나는 자신을 사랑하고 인정한다.

문제	예상 가능한 원인	새로운 생각 유형
코골이	오래된 사고와 행동양식을 내려놓는 것에 대한 완강한 거부.	나는 내 마음속에서 사랑과 즐거움과는 다른 모든 것들을 놓아준다. 나는 과거에서 새롭고, 신선하며, 생명력 있는 곳으로 움직인다.
콜레스테롤(죽상동맥경화증)	기쁨의 경로가 막힘. 기쁨을 받아들이는 것에 대한 두려움.	나는 삶을 사랑하기로 선택한다. 나의 기쁨의 경로는 넓게 열려 있다. 받아들이는 것은 안전하다.
쿠싱병 (참조: 부신의 문제)	정신적인 불균형. 참담한 생각들의 과잉 생산. 압도되어 있는 느낌.	나는 사랑스럽게 나의 몸과 마음의 조화를 이룬다. 이제 나는 나를 기분 좋게 하는 생각들을 선택한다.
크루프 [위막성후두염] (참조: 기관지염)		

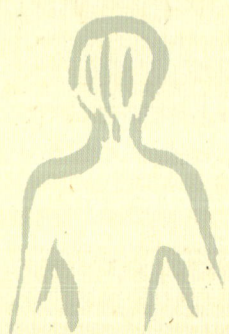

문제	예상 가능한 원인	새로운 생각 유형
타박상(반상출혈)	삶 속의 작은 부딪힘. 자기 자신에 대한 처벌.	나는 나 자신을 사랑하고 소중히 여긴다. 나는 나에게 친절하고 자상하다. 모든 것이 다 좋다.
탈장	관계의 파괴. 긴장, 부담. 바르지 않게 창조된 표현.	나의 마음은 온화하고 조화롭다. 나는 나 자신을 사랑하고 인정한다. 나는 나인 것이 자유롭다.
태양신경총	내장의 반발 작용. 우리의 직관력의 중심.	나는 내면의 목소리를 믿는다. 나는 강하고 지혜로우며, 힘이 넘친다.
턱관절(측두하악골 관절, TMJ 증후군) (참조: 턱의 문제들)		
턱의 문제들(측두하악골 관절, TMJ 증후군)	분노. 억울함. 복수하고 싶은 욕망.	나는 기꺼이 이러한 상황을 만들어 낸 내 안의 패턴을 바꾼다. 나는 나 자신을 사랑하고 인정한다. 나는 안전하다.

문제	예상 가능한 원인	새로운 생각 유형
통증	죄책감. 죄책감은 항상 벌을 받고자 한다.	나는 사랑으로 과거를 놓아버린다. 그것들은 자유롭고, 나 또한 자유롭다. 이제 내 가슴속에서 모든 것은 다 좋다.
통풍 [과요산혈증으로 관절 속과 주위에 요산나트륨 결정이 침착]	지배하려는 욕구. 조바심. 분노.	나는 안전하고 보호받는다. 나는 나 자신과 평화롭고 타인과도 평화롭다.
트림	두려움. 너무 빨리 삶을 들이마심.	내가 해야만 하는 모든 것들을 위한 시간과 공간은 있다. 나는 평화롭다.
티눈	과거의 고통에 집착하는 생각이 굳어진 부위.	나는 과거로부터 벗어나 앞으로 나아간다. 나는 안전하고 자유롭다.
틱, 연축 [근육경련]	두려움. 타인에 의해 감시당하는 느낌.	나는 삶의 모든 것으로부터 인정받는다. 모든 것이 다 좋다. 나는 안전하다.

문제	예상 가능한 원인	새로운 생각 유형
파상풍 (참조: 아관긴급)	화나고 곪아터진 생각들을 놓아버리는 것이 필요함.	나는 나 자신의 가슴으로부터 나온 사랑이 나를 씻어내고 나의 몸과 감정들의 모든 부분을 치유하도록 허락한다.
파이퍼 병 (참조: 선열(腺熱))		
파젯트 병 [이형성 골염; 파골 세포의 크기 및 숫자의 증가-골격 재형성]	더 이상 기반으로 할 토대가 없는 느낌. "누구도 보살펴 주지 않아."	나는 웅장하고 눈부시게 아름다운 방식으로 삶에 의해 지지를 받는다는 것을 안다. 삶은 나를 사랑하고 나를 보살핀다.
파킨슨 병 (참조: 마비)	두려움과 모든 것, 모든 사람을 통제하려는 강렬한 욕구.	나는 내가 안전하다는 것을 앎으로써 편안해진다. 삶은 나를 위한 것이고, 나는 삶의 과정을 믿는다.
팔	삶의 경험을 유지하고 수용할 수 있는 능력과 역량을 의미함.	나는 나의 경험을 기쁘고 쉽게 사랑으로 유지하고 포용한다.

문제	예상 가능한 원인	새로운 생각 유형
팔꿈치 (참조: 관절)	방향을 바꾸고 새로운 경험을 받아들이는 것을 나타냄.	나는 새로운 경험들, 새로운 방향, 그리고 새로운 변화와 함께 편안하게 흘러간다.
편도선염 (참조: 편도주위농양, 인후통)	공포. 억압된 감정. 억눌린 창의력.	나의 선함은 이제 자유롭게 흘러간다. 신성한 발상들이 나를 통해 표현된다. 나는 평화롭다.
편도주위농양 (참조: 인후통, 편도선염)	당신이 자신에 대해 큰 소리로 말할 수 없거나 당신의 요구 사항을 요청할 수 없을 거라는 강한 믿음.	나의 요구들에 응하는 것은 나의 타고난 권리이다. 나는 이제 내가 원하는 것에 대해 사랑스럽고 편안하게 요청한다.
편두통 (참조: 두통)	내몰리는 것을 싫어함. 삶의 흐름에 저항. 성적 두려움. (보통 자위 행위로 없어질 수 있다.)	나는 긴장이 풀려 삶의 흐름으로 들어간다. 그리고 삶은 내가 필요한 모든 것을 쉽고 편안하게 제공한다. 삶은 나를 위해 있다.
폐	삶을 받아들이는 능력.	나는 완전한 조화 속에서 삶을 받아들인다.

문제	예상 가능한 원인	새로운 생각 유형
– 문제들 (참조: 폐렴)	우울함. 큰 슬픔. 삶에서 받아들이는 두려움. 충분히 삶을 살 가치를 느끼지 못함.	나는 삶을 완전하게 받아들일 능력을 가지고 있다. 나는 최대한 사랑으로 삶을 산다.
폐경 문제들	더 이상 필요한 존재가 아니라는 두려움. 늙어가는 것에 대한 두려움. 자기 거부. 충분히 좋다고 느끼지 못함.	나는 주기들의 모든 변화들 속에서 조화롭고 평화롭다. 그리고 나는 나의 몸을 사랑으로 축복한다.
폐기종	삶 속에서 받아들이는 것에 대한 두려움. 살 가치가 없음.	삶을 완전하게 그리고 자유롭게 사는 것은 나의 타고난 권리이다. 나는 삶을 사랑한다. 나는 나를 사랑한다.
폐렴 (참조: 폐의 문제들)	자포자기. 삶에 지침. 치유받지 못하는 감정적 상처들.	나는 삶의 숨결과 지성으로 가득 찬 신성한 아이디어들을 자유롭게 받아들인다.
폐쇄성 여드름 (참조: 여드름)	추함을 숨김.	나는 나 자신을 아름답고 사랑스럽게 받아들인다.

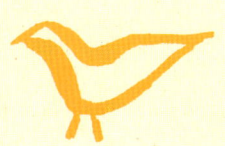

문제	예상 가능한 원인	새로운 생각 유형
포도창 (말의 발 부위의 습진성 염증)	삶이 강탈당하여 비탄에 빠진 느낌. 그것은 당신이 강탈되고 있음을 나타냄.	나는 나에 대해 관대한 삶에게 감사한다. 나는 축복받고 있다.
피로	저항, 권태. 하는 것에 대한 애정이 부족함.	나는 삶에 대해 열정적이고 에너지와 열의로 차 있다.
피부	우리의 개성을 보호함. 감각 기관.	나는 나인 것이 안전하다고 느낀다.
피부경화증 [신체 모든 부위 결합 조직의 만성적인 경화와 위축]	삶으로부터 자신을 보호함. 당신 자신이 그곳에 있으며 자신을 돌보고 있다는 것을 믿지 않음.	나는 이제 내가 안전하다는 것을 알기에 완전히 이완된다. 나는 삶을 신뢰하고 나 자신을 믿는다.
피부 문제들 (참조 : 두드러기, 건선, 발진)	걱정, 두려움. 오래 묻어 둔 찌꺼기. 나는 위협받고 있는 중이다.	나는 즐거움과 평화의 생각들로 나 자신을 사랑스럽게 보호한다. 과거는 용서되고 잊혀진다. 나는 지금 이 순간 자유롭다.
항강 (참조 : 목의 문제들)	굽히지 않는 황소고집.	타인의 시각으로 보는 것은 안전하다.

문제	예상 가능한 원인	새로운 생각 유형
항문 (참조: 치질)	내보내는 지점. 쓰레기장.	나는 삶에서 불필요해진 것을 쉽고 편안하게 내보낸다.
– 농양(종기)	당신이 내보내고 싶지 않은 것과 관련이 있는 분노.	가도록 내버려두는 것이 안전하다. 오직 내가 더 이상 필요로 하지 않는 것만이 나의 몸에서 떠난다.
– 출혈 (참조: 항문과 직장의 출혈)		
– 치루 [누관–비정상적 통로]	쓰레기를 말끔히 버리지 못함. 과거의 찌꺼기를 붙잡고 있음.	사랑과 함께 나는 과거를 완전하게 놓아준다. 나는 자유롭다. 나는 사랑이다.
– 소양증 (항문소양증)	과거에 대한 죄책감. 후회.	나는 사랑으로 자신을 용서한다. 나는 자유롭다.

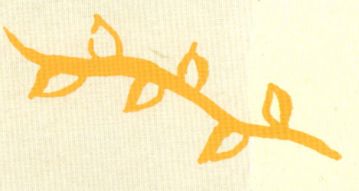

문제	예상 가능한 원인	새로운 생각 유형
– 통증	죄의식. 처벌을 갈망. 충분히 좋은 기분을 느끼지 못함.	과거는 지나간다. 나는 현재의 나를 사랑하고 인정하기를 선택한다.
항문과 직장의 출혈(혈변 배설)	분노와 좌절.	나는 삶의 과정을 믿는다. 오직 바르고 좋은 행위만이 나의 삶에서 일어나고 있다.
항문소양증 (참조: 항문)		
헌팅턴 병 [유전성 중추신경 질환]	타인을 변화시킬 수 없는 것에 대한 분노. 절망.	나는 우주에 대한 모든 통제를 놓아준다. 나는 나 자신과 평화롭고 삶에 있어서도 평화롭다.
헤르페스(음부 포진) (참조: 성병)	성적 죄책감과 처벌의 욕구에 대한 거대한 믿음. 공공연한 수치심. 처벌하는 신에 대한 믿음. 생식기에 대한 거부.	신에 대한 나의 생각은 나를 지지한다. 나는 정상적이고 자연스럽다. 나는 나 자신의 성적 취향과 나 자신의 몸을 기뻐한다. 나는 경이롭다.

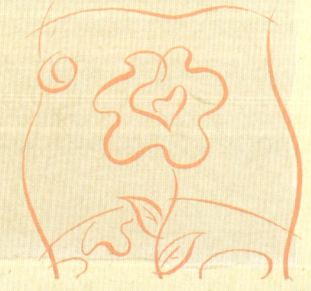

문제	예상 가능한 원인	새로운 생각 유형
혀	기쁨으로 삶의 즐거움을 맛보는 능력을 나타낸다.	나는 내 삶이 관대하게 주는 모든 것을 즐긴다.
현기증 (참조: 현훈)		
현기증(현훈)	변덕이 심함, 산만한 생각. 보는 것을 거부함.	나는 삶에서 깊게 중심 잡고 있으며 평화롭다. 내가 살아 있고 기뻐하는 것은 안전하다.
혈관미주신경 발작 (참조: 실신)		
혈변 배설 (참조: 항문과 직장의 출혈)		
혈압		

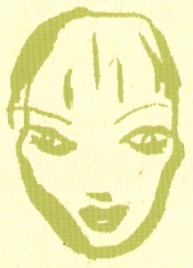

문제	예상 가능한 원인	새로운 생각 유형
– 고혈압	해결되지 않은 오래된 정서적인 문제.	나는 기쁨으로 과거를 놓아준다. 나는 평화롭다.
– 저혈압	어린아이와 같은 애정 결핍. 패배주의. "무슨 소용이 있어? 아무런 효과가 없어."	이제 나는 늘 즐거운 현재에 사는 것을 선택한다. 나의 삶은 기쁨이다.
혈액	자유롭게 흐르는 몸 속의 기쁨을 표현.	나는 표현하고 받아들이는 삶의 기쁨이다.
혈액 문제들 (참조: 백혈병)	기쁨의 결여. 생각의 순환이 결여됨.	기쁨의 새로운 생각들이 내면에서 자유롭게 순환하고 있다.
– 빈혈 (참조: 빈혈[적혈구 감소])		
– 혈액 응고	기쁨의 흐름을 막음.	나의 내면에서 새로운 삶을 자각한다. 나는 흘러간다.

문제	예상 가능한 원인	새로운 생각 유형
혈액 순환	긍정적인 방식으로 감정들을 표현하고 느끼는 능력을 나타냄.	나는 내 세상의 모든 부분에 있어 사랑과 기쁨을 순환시킬 자유가 있다. 나는 삶을 사랑한다.
호지킨병 [악성육아종증—조혈세포 이상]	충분히 잘하지 못하는 데 대한 비난과 거대한 두려움. 피를 보충하는 물질을 전혀 남겨두지 않을 때까지 자신을 보여 주려 하는 버둥거리는 경쟁. 인정받으려고 하는 경주에서 삶의 기쁨이 잊혀진다.	나는 나인 것이 온전히 행복하다. 나는 바로 나이기에 충분히 좋다. 나는 나 자신을 사랑하고 인정한다. 나는 기쁘게 표현하고 수용한다.
호흡	삶을 받아들이는 능력을 표현.	나는 삶을 사랑한다. 사는 것은 안전하다.
— 문제들 (참조: 호흡 발작, 과도호흡)	삶을 완전히 받아들이는 것에 대한 두려움이나 거부. 자리를 차지하거나 혹은 심지어 존재할 권리도 느끼지 못함.	내 삶을 완전하게 그리고 자유롭게 사는 것은 나의 타고난 권리이다. 나는 사랑할 가치가 있다. 나는 이제 삶을 완전하게 살 것을 선택한다.

문제	예상 가능한 원인	새로운 생각 유형
호흡기 질환 (참조: 기관지염, 감기, 기침, 인플루엔자)	삶을 온전히 받아들이는 것에 대한 두려움.	나는 안전하다. 나는 나의 삶을 사랑한다.
호흡 발작 (참조: 호흡기 질환, 과도호흡)	두려움, 삶의 과정을 신뢰하지 않음, 어린 시절에 묶여 있음.	성장하는 것은 안전하다. 세상은 안전하다. 나는 안전하다.
혼수상태	두려움, 누군가 또는 무엇인가로부터 탈출하려 함.	우리는 안전과 사랑으로 당신을 둘러싼다. 우리는 당신을 치유하기 위한 공간을 창조한다. 당신은 사랑받고 있다.
화상	분노, 소진, 격분.	나는 오직 나 자신과 나의 주변과의 평화와 조화를 창조한다. 나는 좋게 느낄 자격이 있다.
활동항진 상태	두려움. 압박감과 심한 흥분을 느낌.	나는 안전하다. 모든 압박은 해소된다. 나는 충분히 좋다.

문제	예상 가능한 원인	새로운 생각 유형
활액낭염	억제된 분노. 누군가를 때리고 싶어 하는 것.	사랑은 모든 혐오 그 자체를 이완시키고 발산한다.
황달 (참조: 간의 문제들)	내부와 외부의 편견. 균형을 잃은 이유.	나는 나 자신을 포함한 모든 사람에게 관용과 연민, 사랑을 느낀다.
회장염(크론병, 국소적 장염)	두려움. 걱정. 충분히 좋은 기분을 느낄 수 없음.	나는 나 자신을 사랑하고 인정한다. 나는 내가 할 수 있는 최선으로 하고 있다. 나는 대단하다. 나는 평화롭다.
효모 감염 (참조: 칸디다, 아구창)	당신 자신의 요구들을 거부함. 당신 자신을 지지하지 않음.	나는 이제 사랑스럽고 즐거운 방식으로 나 자신을 지지하는 것을 선택한다.
후두염	말할 수 없을 정도로 화가 남. 크게 말하는 것에 대한 두려움. 권위에 대한 억울함.	나는 내가 원하는 것을 자유롭게 요청한다. 나 자신을 표현하는 것은 안전하다. 나는 평화롭다.

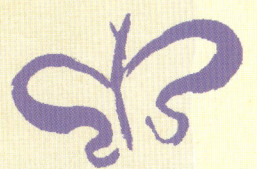

문제	예상 가능한 원인	새로운 생각 유형
후비루	내적 울음. 어린아이 같은 눈물. 희생자.	나는 나의 세계에서 내가 창조적인 힘이라는 사실을 인정하고 받아들인다. 나는 이제 내 삶을 즐길 것을 선택한다.
흉부 [유방]	보살핌과 양육 및 영양을 나타냄.	나는 완벽히 조화롭게 영양을 받아들이고 내보낸다.
흉부 문제들 – 낭종, 작은 덩어리, 궤양 (유선염, 유방염)	자신에게 영양을 공급하는 것을 거부. 모든 타인을 우선시함. 과도한 보살핌. 과잉보호. 거만한 자세.	나는 중요하다. 나는 가치 있다. 나는 나 자신을 사랑과 기쁨으로 감싸고 사랑한다. 나는 다른 사람들이 그들 자신이 되는 자유를 허락한다. 우리는 모두 안전하고 자유롭다.
흉선	면역 체계의 주요한 분비샘. 삶에 의해 공격받는 느낌. 그들은 나를 잡으려 한다.	나의 사랑스런 생각들은 나의 면역 체계를 강하게 유지시킨다. 나는 안팎으로 안전하다. 나는 사랑으로 자신에게 귀 기울인다.

문제	예상 가능한 원인	새로운 생각 유형
히스테리구 [인후에 덩어리가 있는 것 같은 감각을 느끼는 것, 매핵기] (참조: 목구멍 안의 덩어리)		

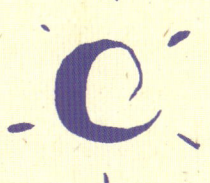

특별
부록

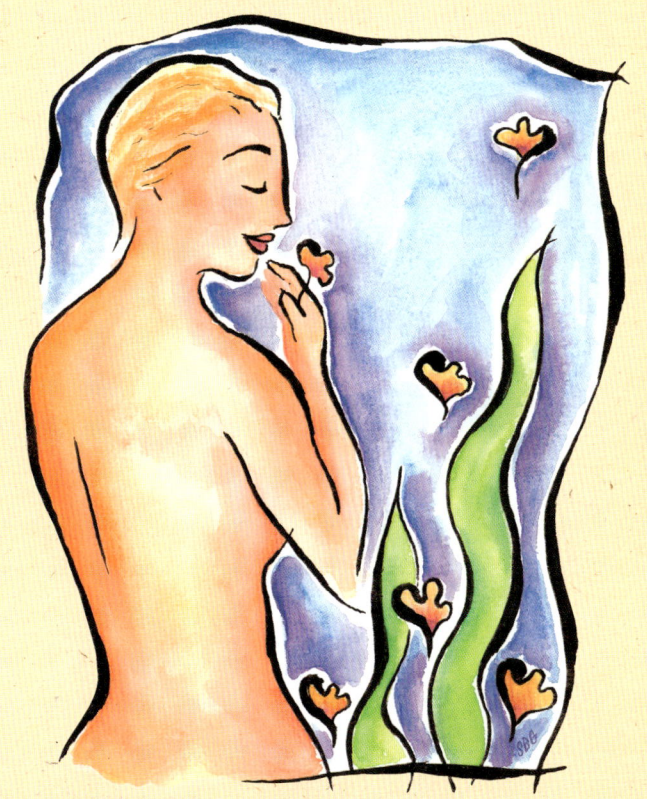

척추 부정합

나는 많은 사람들이 매우 다양한 등 부위의 문제점들을 갖고 있기 때문에 척추와 모든 추골의 범주로 나누어 목록을 만드는 것이 도움이 될 거라고 생각했다. 이러한 정보를 담고 있는 다음의 척추 차트를 연구해 보길 바란다. 그 아래 나열된 정신적 대응물이 실린 차트도 서로 참조하길 바란다. 항상 마찬가지로, 당신 자신의 지혜를 사용하여 가장 도움이 되는 의미인지를 늘 확인해 보라.

척추 부정렬에 따른 증상 차트

추골	관련부위	증상
1C	뇌혈액 공급로, 뇌하수체, 두피, 두통, 불안, 불면증, 만성감기, 고혈압, 편두통, 신경	얼굴뼈, 뇌, 내이(耳)와 중이, 교감신경계 쇠약, 건망증, 만성피로 현기증
2C	시신경, 청각신경, 부비동, 가슴뼈, 혀, 부비강질환, 알레르기, 사시, 귀먹음, 안질환, 이통	앞이마 좁도, 난시, 실신 발작으로 인한 실명
3C	뺨, 외이, 얼굴뼈, 치아, 안면신경	신경통, 신경염, 발진, 여드름, 습진
4C	코, 입술, 입, 유스타키오 관	고초열, 상기도점막염, 청각 상실, 아데노이드
5C	성대, 인후선 인두	후두염, 목쉼, 목쓰러림, 인후염
6C	목근육, 어깨 편도선	항강, 상완통, 편도선염, 백일해, 크루프성 후두염
7C	갑상선, 어깨의 점액낭, 팔꿈치	점액낭염, 감기, 갑상선 이상
1T	전완, 손, 손목, 손가락, 식도, 기관지	천식, 기침, 호흡 곤란, 숨가쁨, 전완과 손의 통증
2T	심장판막과 피복부 포함), 관상동맥	심장기능 이상과 흉부 이상
3T	폐, 기관지, 늑막, 흉부, 유방	기관지염, 늑막염, 폐렴, 충혈, 인플루엔자
4T	담낭, 전신의 관	담낭질환, 황달, 대상 포진
5T	간, 태양신경총, 혈액	간장질환, 고열, 저혈압, 빈혈증, 혈액순환 장애, (THORACIC SPINE) 등 중간 부위 관절염
6T	위장	위장 장애, 신경성 위장 질환, 소화불량, 속쓰림
7T	췌장, 십이지장	궤양, 위염
8T	비장	저하된 저항성
9T	부신	알레르기, 덤마진 두드러기

환추(ATLAS)
축추(AXIS)
목 부위 (CERVICAL SPINE)
제1흉추 (1st THORACIC)
등 중간 부위 관절염 (THORACIC SPINE)
제1요추

구분	부위	증상
10T	신장	신장질환, 동맥경화, 만성피로, 신장염, 신우염
11T	신장, 수뇨관	여드름, 발진, 습진, 중기 등의 피부질환
12T	소장, 림프계	류머티즘, 장결혼, 불임증
1L	대장, 서혜륜	변비, 대장염, 이질, 설사, 탈장
2L	맹장, 복부, 대퇴부	경련, 호흡 곤란, 신독증, 정맥류
3L	성기, 자궁, 방광, 무릎	허리 부위 방광 질환, 생리불순, 성 리풍, 유산, 야뇨
4L	전립선, 허리근육, 좌골신경	좌골신경통, 요통, 배뇨 곤란, 배뇨 통 빈뇨
5L	장강이, 발목, 발	하지 혈액순환 장애, 발목부종, 발목약과 발목통증, 쥐남, 하지약, 하지경련
SACRUM	천추 천골	엉덩이뼈, 둔부 천장골 질환, 척추만곡
COCCYX	미추 미골	직장, 항문 치질, 치루, 항문소양증, 미골통

척추 추골과 디스크의 배열은 신경계의 흐름을 야기함 수 있으며 골격 구조, 정부 기관에 영향을 주고 위에서 보이는 상태를 초래할 수 있는 정부 기관에 영향을 줄 수 있다.

(1st LUMBAR)
LUMBAR SPIN
SACRUM
COCCYX

Parker Chiropractic Research Foundation, 1975

척추	예상 가능한 원인	새로운 생각 유형
경추		
1–C	두려움. 혼돈. 삶으로부터 도망감. 충분치 않다는 느낌. "이웃 사람들이 뭐라고 말할까?" 끊임없는 내면의 재잘거림.	나는 중심을 잡고 있고, 고요하며 안정되어 있다. 이 우주는 나를 인정한다. 나는 더 높은 자아(Higher Self, 참나)를 믿는다. 모든 것이 다 좋다.
2–C	지혜에 대한 거부. 인지하거나 이해하기를 거부함. 우유부단함. 분노와 비난. 삶의 불균형. 사람의 영성(靈性)에 대한 부정.	나는 이 우주와 하나이며 삶의 모든 것과 하나이다. 내가 인지하고 성장하는 것은 안전하다.
3–C	다른 사람들의 비난을 받아들임. 유죄. 희생자. 우유부단함. 자기 자신을 괴롭힘. 사람이 씹을 수 있는 것보다 더 많이 물어뜯음.	나는 단지 나 자신에 대한 책임이 있을 뿐이며, 나는 나인 것이 기쁘다. 나는 내가 창조한 모든 것을 다룰 수 있다.
4–C	죄책감. 억눌린 분노. 비통함. 울적한 기분. 눈물로 코가 막힘.	나는 삶과 소통하는 데 있어 명백하다. 나는 바로 지금 자유롭게 삶을 즐긴다.

척추	예상 가능한 원인	새로운 생각 유형
5-C	비웃음과 굴욕에 대한 두려움. 감정 표출에 대한 두려움. 장점을 받아들이지 않음. 너무 무거운 책임을 지고 있음.	나의 의사소통은 투명하다. 나는 나의 장점을 받아들인다. 나는 사랑받으며 안전하다.
6-C	부담. 과중한 짐. 다른 사람들을 고착시키려고 노력함. 저항. 확고부동함.	나는 다른 사람들이 그들 자신의 교훈에 따르도록 사랑스럽게 내버려둔다. 나는 나 자신을 애정을 가지고 돌본다. 나는 평생 쉽게 움직인다.
7-C	혼란. 분노. 무력한 느낌 손을 뻗어 도달할 수 없음.	나는 내가 될 권리가 있다. 나는 과거를 용서한다. 나는 내가 누구인지를 안다. 나는 사랑으로 다른 사람들과 접촉한다.

흉추

1-T	삶의 두려움. 처리할 일이 너무 많음. 그것을 다룰 수 없음. 삶으로부터 고립됨.	나는 삶을 받아들이고 쉽게 그 속으로 들어간다. 지금 좋은 것들은 모두 나의 것이다.
2-T	두려움. 고통과 상처. 느끼기를 꺼림. 마음을 닫음.	나의 가슴은 용서하고 놓아준다. 나 자신을 사랑하는 것은 안전하다. 내면의 평화가 나의 목표다.

척추	예상 가능한 원인	새로운 생각 유형
3-T	내적 혼돈. 깊고 오래된 상처들. 소통의 불능.	나는 모든 사람들을 용서한다. 나는 나 자신을 용서한다. 나는 나 자신에게 자양분을 준다.
4-T	비통함. 다른 사람의 잘못으로 만들려는 욕구. 비난.	나는 나에게 용서라는 선물을 준다. 그리고 우리는 모두 자유롭다.
5-T	감정의 변화를 거부함. 비난받는 기분. 격렬한 분노.	나는 삶이 나를 통해 흘러가게 한다. 나는 기꺼이 살아간다. 모든 것은 더할 나위 없다.
6-T	삶에 대한 분노. 부정적인 감정들로 가득 채움. 미래에 대한 두려움. 끊임없는 걱정.	나는 내 앞에서 삶이 긍정적인 방식으로 펼쳐질 것을 믿는다. 나 자신을 사랑하는 것은 안전하다.
7-T	축적된 고통. 즐기는 것을 거부함.	나는 기꺼이 놓아준다. 나는 나의 삶이 달콤함으로 채워지는 것을 허용한다.
8-T	실패에 대한 강박관념. 당신의 행복을 방해함.	나는 모든 행복들에 대해 열려 있고 잘 받아들인다. 이 우주는 나를 사랑하고 나를 지지한다.

척추	예상 가능한 원인	새로운 생각 유형
9-T	삶에 대한 환멸을 느낌. 다른 사람에게 책임을 전가함. 희생자.	나는 나 자신의 힘을 가진 것을 주장한다. 나는 사랑스럽게 나 자신의 현실을 창조한다.
10-T	책임지는 것에 대한 거부. 희생자가 되고픈 욕구. "그것은 당신의 잘못이야."	나는 자신을 자유롭게 주고 자유롭게 받는 즐거움과 사랑에게 열어 놓는다.
11-T	비천한 자아상. 관계에 대한 두려움.	나는 나 자신을 아름답고 사랑스러우며 감사하게 생각한다. 나는 나를 자랑스럽게 여긴다.
12-T	사는 권리를 포기함. 사랑에 대해 불안하고 두려움. 소화시킬 수 없음.	나는 삶의 즐거움을 퍼뜨리도록 결정한다. 나는 기꺼이 나 자신에게 자양분을 준다.
요추		
1-L	사랑에 대한 울부짖음과 고립되고자 하는 욕구. 불안함.	나는 이 우주에서 안전하고 모든 생명들은 나를 사랑하고 지지한다.
2-L	유년기의 고통에 빠져 있음. 출구가 전혀 보이지 않음.	나는 내 부모님의 한계를 넘어 성장하고 나 자신을 위해 산다. 지금이 나의 전환기이다.

척추	예상 가능한 원인	새로운 생각 유형
3-L	성적 학대. 유죄. 자기혐오.	나는 과거를 놓아둔다. 나는 나 자신과 나의 아름다운 성(性)을 소중히 한다. 나는 안전하다. 나는 사랑받는다.
4-L	성별에 대한 거부. 재정적 불안정. 출세에 대한 두려움. 무기력한 느낌.	나는 나인 것을 사랑한다. 나는 나 자신의 힘에 근거를 두고 흔들리지 않는다. 나는 모든 수준에서 안전하다.
5-L	불안정함. 소통의 어려움. 분노. 기쁘게 받아들일 수 없음.	나는 삶을 즐길 자격이 있다. 나는 내가 원하는 것을 요구하며 나는 즐거움과 기쁨으로 받아들인다.
천골	힘의 감소. 오래되고 완고한 분노.	나는 내 삶에서 힘이자 권력이다. 나는 과거를 내려놓고 지금 나의 행복을 선언한다.
미추(꼬리뼈)	당신 자신의 부조화. 집착하고 있음. 자신을 비난함. 오래된 고통에 주저앉아 있음.	나는 나의 삶을 자신에 대한 사랑으로 이루어진 조화 속으로 데리고 간다. 나는 현재에 살고 나인 것을 사랑한다.

부록

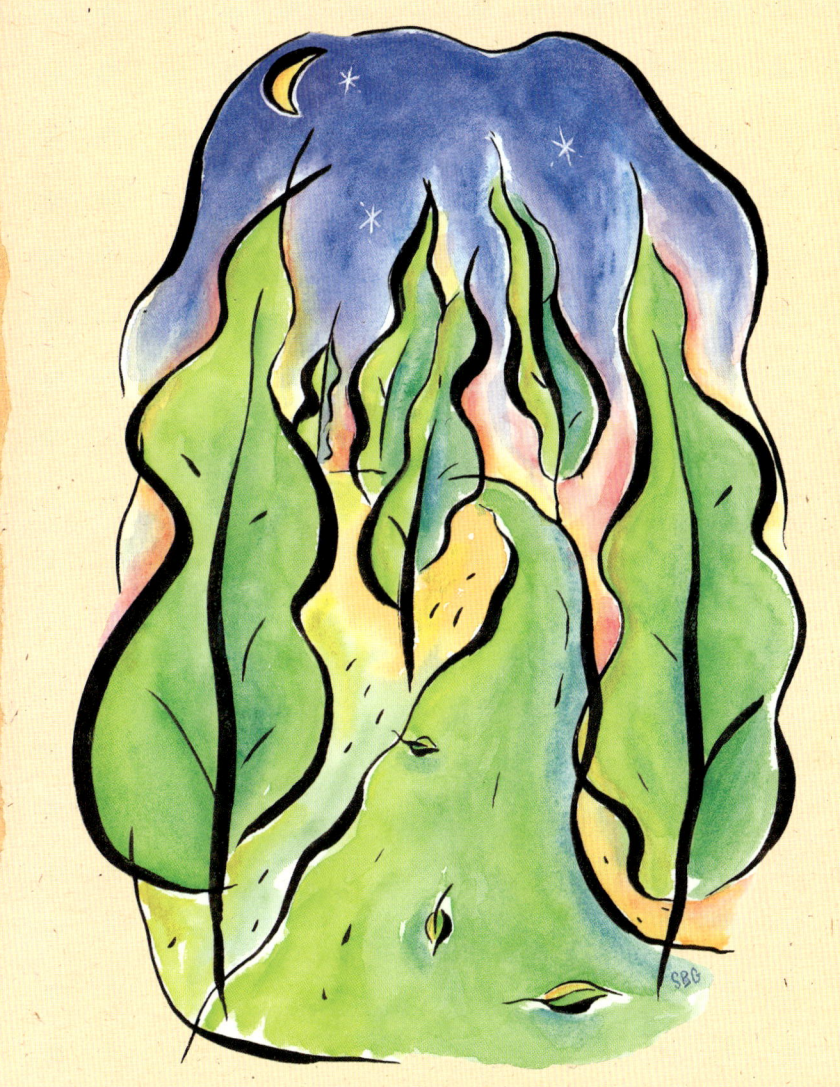

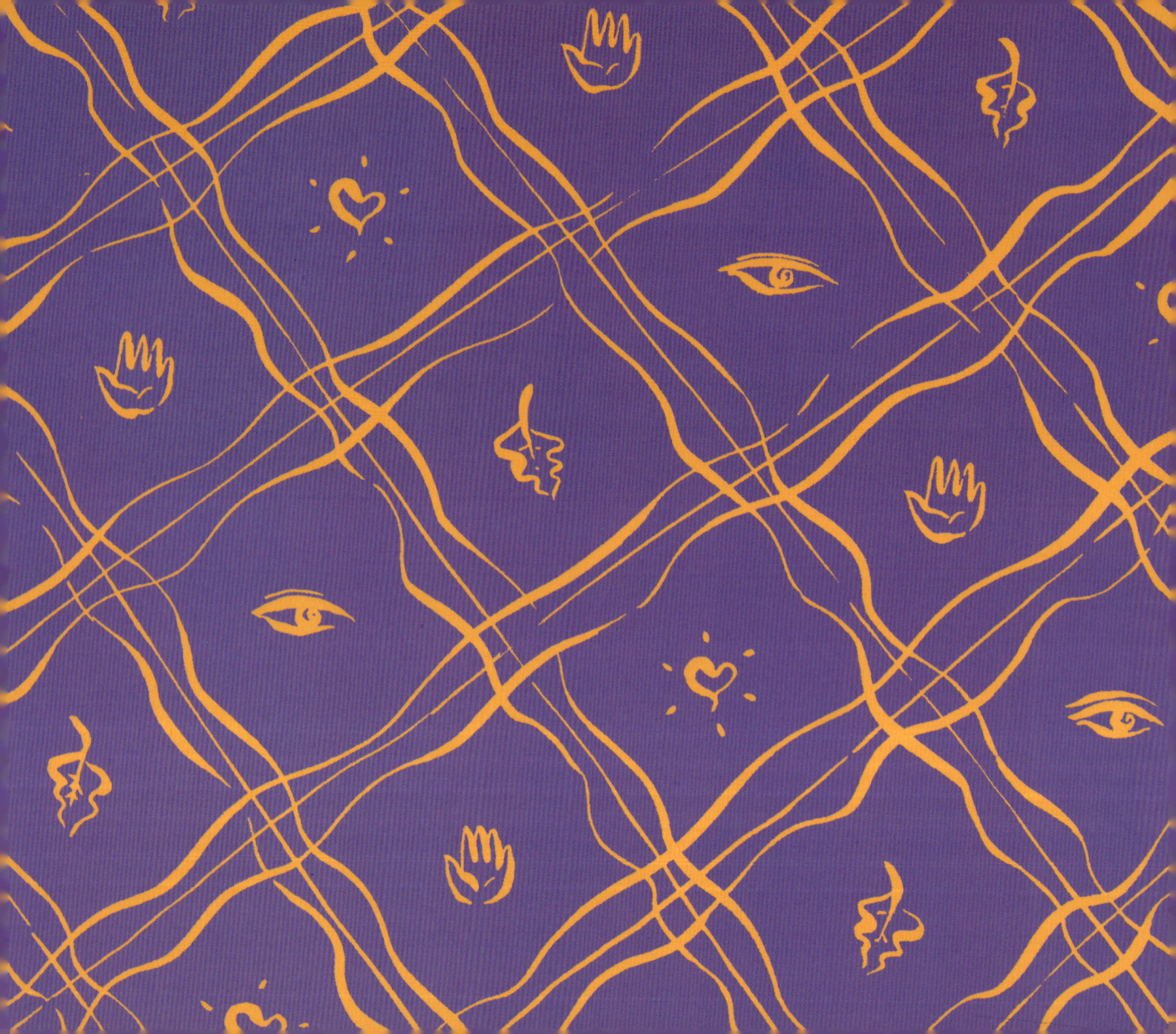

부연설명

　나는 아이들이 동물과 마찬가지로 너무나 많이 열려 있기 때문에 그들 주변에 있는 어른들의 의식에 의해 심하게 영향을 받을 수 있다는 것을 배워 왔습니다. 그리하여 아이들이나 애완동물들을 위해 일할 때는 그들뿐만 아니라, 그들을 둘러싸고 그들에게 영향을 미칠 수 있는 부모, 선생님, 친척 등의 의식을 명확히 확인하는 방법을 쓰십시오.

　'metaphysical'(형이상학의)이라는 단어는 육체적인 것을 넘어서 그 뒤에 있는 정신적 원인으로 가는 것을 뜻한다는 것을 기억하십시오. 예를 들어, 만약 당신이 변비라는 문제를 가지고 있는 고객으로서 나에게 온다면 나는 당신이 한계와 결핍에 대한 몇 가지 믿음의 방식을 가지고 있었고, 그래서 그것을 대신할 수 없다는 두려움에 의해 어떠한 것을 내보내는 것을 정신적으로 무서워하고 있었다는 것을 알 수 있을 것입니다. 그것은 또한 당신이 오래되고 고통스러운 과거의 기억을 붙잡고 있었으며 그것을 내보내려 하지 않는다는 것을 의미할 수도 있습니다. 당신은 당신에게 더 이상 자양분을 주지 않는 관계나 성취감

이 없는 직업이나 지금 쓸모없는 몇 가지 소유물들을 내보내는 것에 대한 두려움을 가지고 있을 수도 있습니다. 당신은 돈에 대해서조차도 인색할 수 있습니다. 당신의 질병은 나에게 당신의 정신적 태도에 대한 많은 실마리를 줄 수 있습니다.

나는 움켜진 주먹과 인색한 태도로는 새로운 그 어떠한 것도 받아들일 수 없다는 것에 대해 당신이 이해할 수 있도록 노력할 것입니다. 나는 당신이 당신을 위해 제공되는 이 우주(당신에게 숨을 공급하는 그 힘)에 대한 더 많은 신뢰를 개발시키는 것을 도울 것입니다. 그래서 당신이 삶의 리듬과 함께 흘러갈 수 있도록 할 것입니다. 나는 당신이 당신의 두려움에 대한 경향성을 놓아버리도록 도와 줄 것이며, 당신의 마음을 다른 방식으로 사용함으로써 행복한 경험들의 새로운 생활 주기를 어떻게 하면 창조할 수 있는지를 가르쳐 줄 것입니다. 나는 당신에게 집으로 가서 방을 채우고 있는 쓸모없는 것들을 새로운 것들을 위해 주어 버리고 당신의 옷들을 정리하라고 요구할 수도 있습니다. 그리고 나서 당신은 큰 소리로 "나는 오래된 것을 놓아버리고 새로운 것을 위해 방을 꾸민다."라고 말하고 있을 수도 있습니다. 간단하지만 효과적입니다. 그리고 당신이 놓아버리고 가도록 허용하는 원칙을 이해하기 시작함에 따라 붙잡고 소유하고 있는 형태인 변비가 저절로 처리될 것입니다. 몸은 자유롭게 정상적인 방식으로 더 이상 쓸모없는 것들을 놓아줄 것입니다.

당신은 내가 사랑, 평화, 기쁨 그리로 자기 인정의 개념을 얼마나 자주 사용하였는가를 알아챘을 수도 있습니다. 우리가 우리 자신에 대해 인정하고 우리에게 주어지는 신성한 힘에 대한 믿음이 있는 가슴의 사랑어린 공간으로부터 진정 살아갈 수 있을 때, 평화와 기쁨이 우리 삶을 채울 것이며 질병과 불편한 경험들은 우리의 경험 속에서 멈출 것입니다. 우리의 목표는 행복하고 건강한 삶을 사는 것이며 우리 자신의 교제를 즐기는 것입니다. 사랑은 분노를 녹이고, 사랑은 원한을 놓아버리며, 사랑은 두려움을 흩어져 사라지게 하고, 사랑은 안전을 창조합니다. 당신이 당신 자신을 온전히 사랑하는 공간으로부터 올 수 있을 때 당신 삶의 모든 것들은 쉽고 조화로우며 건강하게 그리고 번창하며 즐겁게 흘러갈 것임에 틀림없습니다.

신체적 이상이 있을 때
이 책을 사용하는 방법

1. 정신적 원인을 조사하십시오. 이것이 당신에게 진실인지 아닌지를 보십시오. 만약 아니라면 조용히 앉아 자신에게 "내 안의 어떤 생각들이 이것을 창조한 것인가?"라고 물어보십시오.

2. (가능한 큰 소리로) "나는 기꺼이 이 상태를 만들어 내고 있는 내 의식 속의 경향성을 놓아 버린다."라고 자신에게 반복하십시오.

3. 자신에게 새로운 생각 유형을 몇 번 반복하십시오.

4. 당신이 이미 치유의 과정에 있다고 생각하십시오.

이 상태에 대해 생각할 때마다 이 과정을 반복하십시오.

이렇게 마무리하는 명상은 매일 읽음으로써 건강한 의식을 창조하게 되어 건강한 육체를 이루는 데 도움이 됩니다.

사랑의 치유

내 존재의 깊은 중심에는 무한한 사랑의 우물이 있습니다. 지금 나는 그러한 사랑이 밖으로 흘러넘치게 합니다. 그것은 나의 가슴을, 나의 몸을, 나의 마음을, 나의 의식을, 나의 존재를 채우고 나서 온 사방으로 퍼져 나갑니다. 그리고 나서 더욱 증대되어 나에게로 되돌아옵니다. 내가 사용하고 주는 사랑이 많으면 많을수록 더 주어야 하며, 공급도 끊임없이 이루어집니다. 사랑을 사용하는 것은 나를 기분 좋게 하며, 나의 내적인 기쁨의 표현입니다. 나는 자신을 사랑하기 때문에, 나의 몸도 사랑으로 돌봅니다. 나는 사랑스럽게 영양 높은 음식과 음료를 몸에게 먹이고, 나는 사랑스럽게 몸을 단정히 가다듬고 옷을 입도록 합니다. 그러면 나의 몸은 활기찬 건강과 에너지로 사랑스럽게 나에게 응답합니다. 나는 나 자신을 사랑하기 때문에, 자신에게 필요한 모든 것이 채워져 있고 즐거움이 가득한, 편안한 집을 제공합니다. 나는 자신을 포함하여 누구든 방에 들어오는 사람들이 사랑을 느끼고 그 사랑으로 영양을 받을 수 있도록 방을 사랑의 진동으로 가득 채웁니다.

나는 자신을 사랑하기 때문에, 진실로 즐길 수 있고, 내가 사랑하고 나를 사랑하는 사람들과 함께 또는 그들을 위해서 나의 창조적인 재능과 능력을 사용할 수 있으면서도 좋은 수입을 얻을 수 있는 직장에서 일을 합니다. 나는 자신을 사랑하기 때문에, 모든 사람들을 사랑하는 방식으로 행동하고 생각합니다. 왜냐하면 내주는 것은 곧 배가 되어 되돌아오기 때문입니다. 나는 나의 세계에 사랑스러운 사람들만 끌어당기게 되는데, 그들은 곧 있는 그대로의 나의 거울이기 때문입니다. 나는 자신을 사랑하기 때문에 과거와 과거의 모든 경험들을 용서하고 완전히 놓아줍니다. 그리하여 나는 자유롭습니다. 나는 자신을 사랑하기 때문에 온전히 지금을 살고 있으며, 각각의 순간들을 즐겁게 경험하고, 나의 미래는 밝고 기쁘며 안전하다는 것을 알고 있습니다. 왜냐하면 나는 우주의 사랑받는 아이이며, 이 우주는 지금 나를 사랑스럽게 돌보아 주고 있고 앞으로도 더욱더 그러할 것이기 때문입니다.

당신을 사랑합니다.

에필로그

가장 최근의 주요한 개정판은 1988년에 있었습니다. 여전히 지금도 나는 가장 최근의 질병에 대한 정신적 경향성에 대해 물어보는 메일을 받고 있습니다. 그러나 나는 더 이상 경향성들을 추가할 이유가 없다고 봅니다.

나는 진정 질병의 원인이 되는 두 개의 정신적인 경향성들이 있다는 것을 배워 왔습니다. 그것은 두려움과 분노입니다. 분노는 초조함, 짜증, 불만, 비난, 억울함, 질투 또는 비통함으로 나타날 수 있습니다. 이것들은 모두 몸에 독이 되는 생각들입니다. 우리가 이러한 짐을 내려놓을 때 우리 몸의 모든 기관들은 제대로 작동하기 시작합니다. 두려움은 긴장, 불안, 신경과민, 걱정, 의심, 불안정함, 충분치 못하다는 느낌, 또는 쓸모없는 느낌이 될 수도 있습니다. 당신은 이러한 것들 중 어떤 것에라도 관계가 있습니까? 만약 우리가 치유하고자 한다면 우리는 두려움을 믿음으로 바꾸어야 한다는 것을 배워야 합니다.

무엇에 대한 믿음일까요? 삶에 대한 믿음입니다. 나는 우리가 "예"라는 우주에 살고 있다고 믿습니다. 우리가 무엇을 믿거나 생각하든지 간에 이 우주는 항상 우리에게 "예"라고 말합니다. 만약 우리가 가난을 생각한다면, 이 우주는 그것에게 "예"라고 말할 것입니다. 만약 우리가 번영을 생각한다면, 이 우주는 그것에게 "예"라고 말할 것입니다. 우리는 우리가 건강해질 권리가 있다고 생각하고 믿기 때문에 건강은 우리에게 당연한 것입니다. 이 우주는 이러한 믿음에 대해 지지하고 "예"라고 말할 것입니다. "예" 하는 사람이 되십시오. 그리고 당신은 "예"라는 우주에 의해 응답받는 "예"라는 세상에 살고 있음을 깨달으십시오.

만약 당신이 이 책에 수록되지 않은 어떤 종류의 질병을 가진 자신을 발견하게 된다면, 당신 자신이 연구가이자 치유자가 되십시오. 스스로에게 물어보십시오. 그것은 두려움의 형태들 중의 하나인가? 아니면 분노의 형태들 중의 하나인가? 당신은 기꺼이 이러한 생각들을 내려놓겠는가? 당신은 기꺼이 이러한 생각들을 긍정적인 것들로 바꾸겠는가? 사랑이 치유를 하기 때문에 자기 자신을 사랑하는 것은 당신의 몸을 치유하는 데 있어서도 크게 이바지할 것입니다.

그렇다면 당신은 당신 자신을 어떻게 사랑하고 있습니까? 무엇보다도 우선적으로 가장 중요한 것은 당신 자신과 타인에 대한 모든 비난을 멈추는 것입니다. 있는 그대로의 당신 자신을 받아들이십시오. 당신이 할 수 있는 한 많이 당신 자신을 칭찬하십시오. 비난은 내적 영혼을 파괴하지만, 칭찬은 그것을 더욱더 강하게 만듭니다. 자주 거울 안을 들여다보시고 간단하게 말하십시오. 나는 당신을 사랑합니다. 나는 진정으로 당신을 사랑합니다. 이것은 처음에는 어려울 수도 있습니다. 그러나 계속 연습한다면 곧 당신은 당신이 말하는 것을 의도할 수도 느낄 수도 있을 것입니다. 할 수 있는 한 많이 당신 자신을 사랑하십시오. 그러면 삶의 모든 것이 당신 뒤에서 이 사랑을 반영해 줄 것입니다.

-루이스 헤이

루이스 L. 헤이에 대하여

루이스 L. 헤이는 순수철학 강사이며 스승이자 'YOU CAN HEAL YOUR LIFE', 'LIFE! REFLECTIONS ON YOUR JOURNEY'를 포함한 27권의 책을 쓴 베스트셀러 작가이다. 1981년 마음의 과학에 대한 전문가로서의 경력을 시작한 이래, 그녀는 자가 치유력과 개인적 성장을 위해 잠재된 그들 자신의 창조적 힘을 발견하고 사용할 수 있도록 수천 명의 사람들을 도와주고 있다. 루이스의 작품들은 온 세계 33개국의 나라에서 25개의 다른 언어들로 번역되어 왔다. 그녀는 지구를 치유하는 데 도움이 되는 책들, 오디오, 비디오, 그리고 다른 매체들을 전파하는 데 전념하는 출판사인 헤이 하우스의 소유자이자 창립자이다.

힐 유어 바디
신체적 질환에 대한 마음의 원인과 그것을 극복하는 방법

초판 1쇄 발행 2011년 10월 5일
초판 3쇄 발행 2024년 1월 8일

지은이 루이스 L. 헤이
옮긴이 김문희

펴낸이 황정선
펴낸곳 슈리 크리슈나다스 아쉬람
출판등록 2003년 7월 7일 제62호
주소 경남 창원시 의창구 북면 신리길 35번길 12-12
대표전화 (055) 299-1399
팩시밀리 (055) 299-1373
전자우편 krishnadass@hanmail.net
카 페 cafe.daum.net/Krishnadas
ISBN 978-89-91596-34-4 03510

printed in Korea

*책값은 뒤표지에 있습니다.
*잘못 만들어진 책은 바꾸어 드립니다.